Spanf
641.813 F8486m
Franco, Xavier.
Las mejores recetas de sopas ; la
1065055475

TRANQUILLITY
WORN, SOILED, OBSOLETE

WITHDRAWN

D1790532

Provided
by

Measure B

which was approved by
the voters in
November, 1998

Las mejores recetas de sopas

Xavier Franco

Las mejores recetas de sopas

Las cremas y sopas de siempre, sopas originales, variadas y para ocasiones especiales

Las mejores recetas de sopas

Diseño de la colección: Jordi Salvany
Ilustración de cubierta e interior: Carlos Cubeiro
Compaginación: Víctor Igual, S.L.

© del texto, Xavier Franco, 2002
© de la versión española, 2002, RBA Libros, S.A.
Pérez Galdós, 36 - 08012 Barcelona
www.rbalibros.com
rba-libros@rba.es

Primera edición: setiembre de 2002

Reservados todos los derechos.
Ninguna parte de esta publicación
puede ser reproducida, almacenada
o transmitida por ningún medio
sin permiso del editor.

Ref. LPT-7
ISBN: 84-7901-893-3
Depósito legal: B. 30.258-2002
Impreso por Egedsa

Índice

Introducción	15
Cómo utilizar este libro	19
Las recetas	19
Utensilios específicos para sopas y cremas	21
Elaboraciones básicas	23
Caldos (o fondos) de larga cocción	23
Caldos infusionados o de corta cocción	27
Técnicas básicas	37
Cómo clarificar un caldo	37
Cómo aromatizar y condimentar los caldos	38
Cómo licuar verduras y frutas	40
Caldos y cremas emulsionados	42
Conservación de los caldos	43
Complementos y guarniciones para cremas y sopas	45
Los caldos concentrados como alternativa	46

Recetario

Sopas y cremas de siempre

Gazpacho andaluz	55
Ajo blanco con uvas y pasas	56
Vichysoisse	57
Salmorejo cordobés	58
Crema de puerros y bacalao	59
Sopa de tomillo y ajo refrito	60
Sopa del Teide	61
Elzekaria (sopa vasca)	62
Crema de calabaza	63
Sopa escaldada de romero con huevo y cebolla	64
Sopa de cebolla gratinada	65
Sopa de pescado	66
Bisqué de cangrejos con arroz	67
Consomé de ave con verduras	68
Consomé al jerez	69
Sopa de pan con chorizo	70
Sopa de ave con fideos y albóndigas	71
Crema de pollo con picatostes	72
Caldo gallego	74
Escudella catalana	75
Sopa de matanza	76
Sopa mallorquina	77
Sopa de gallina a la madrileña	78
Garbure navarro	79
Sopa valenciana con costrada	80

SOPAS Y CREMAS ORIGINALES

Sopa agria de zanahoria y naranja 85
Sopa de coco con arroz salvaje inflado y zanahoria 86
Gazpacho de papaya 87
Crema de calabaza con yogur 88
Crema de puerros, queso fresco y almendras tiernas 89
Crema de hinojo con caballa marinada 90
Crema de bróculi con atún fresco y mango 91
Crema ligera de alubias con brandada de bacalao
   a las hierbas 92
Crema de hortalizas asadas con anchoas 93
Crema de pera con codornices en escabeche de soja 94
Sopa de ajo con pan, negrillas y tomillo 95
Consomé de setas con ñoquis de boniato 96
Consomé de verduras con raviolis de ricotta 98
Sopa de limón, tomate seco y salmón curado 100
Sopa de col ahumada con lubina y chicharrones 102
Sopa de gambas con trigo tierno y ñoras 104
Sopa de pimientos asados con queso brie y aceitunas 106
Sopa de jamón con guisantes 107
Consomé de ave con polenta y lechuga guisada 108
Consomé de ternera con lengua, cebolletas y alcaparras 109
Consomé de rabo de buey con pistachos y bambú 110
Crema de boniato con castañas 112
Crema de berenjenas con aceite de mostaza
   y queso manchego 113
Crema de maíz con crepes al cebollino 114
Crema de judías tiernas con jamón y ajo 115
Crema de apio al curry con pollo asado 116

Crema de setas con requesón y vino tinto 117
Crema de patata con papada de cerdo crujiente 118
Crema de garbanzos con sepia y cacahuetes 120
Crema de lentejas naranjas con manitas de cerdo
   y manzana 122

Sopas y cremas rápidas
Gazpacho de frutas agridulce 127
Sopa de tomate con queso fresco y piñones 128
Sopa de melón con mojama 129
Sopa de sandía y tomate con albahaca 130
Sopa de albahaca, aceitunas negras y parmesano 131
Sopa de chufas con higos y jabugo 132
Crema de espárragos blancos con picatostes 133
Crema de remolacha con queso de cabra 134
Sopa de verduras con pasta 135
Sopa de cebolleta con huevos escalfados 136
Crema de berros con cacahuetes 137
Crema de manzana con nueces, apio y pollo 138
Crema de borrajas con jamón 139
Crema de zanahoria y calabaza con champiñones 140
Crema de nabos y morcilla 141
Crema de lentejas con butifarra negra y ajo 142

Sopas para los pequeños de casa
Sopa de zanahoria con coco y soja 147
Crema de patata y peras con pasas 148
Crema de aguacate con nachos 149
Sopa de acelgas, limón y lentejas 150

Sopa de letras con verduritas 151
Sopa de merluza con arroz 152
Sopa de pollo con tallarines fritos 153
Crema de alcachofas con palomitas 154
Crema de calabacín con quesitos y picatostes 155
Crema de espinacas con mozarella 156
Crema de tomate frito con pan y queso 157
Crema de arroz con plátano frito 158
Crema de guisantes con bacon 159
Crema de garbanzos con salchichas 160

SOPAS Y CREMAS BAJAS EN CALORÍAS
Sopa de guisantes a la menta 165
Sopa de cebolla e hinojo 166
Sopa de acederas con fiambre de pavo 167
Sopa de pepino con raviolis de gamba y cebolleta 168
Crema de endibias con pera 170
Crema de lechuga con costrones al aceite de oliva 171
Vichysoisse con manzana verde y berberechos 172
Caldo de verduras con germinados 173
Sopa de tomates asados 174
Caldo de algas y verduras 175
Crema de habas tiernas con yogur, huevo
  y espárragos blancos 176
Consomé de apio con huevos de codorniz 177
Crema de verduras de primavera 178
Sopa de pollo y hierbas aromáticas con espárragos 179
Crema de champiñones y gallina 180

Sopas alrededor del mundo

Minestrone 185
Pasta e fagioli (pasta y judías) 186
Solyanka de pescado 187
Bortsch 188
Bullabesa 190
Sopa *pistou* 192
Sopa *mulligatawny* 193
Sopa de chucrut 194
Sopa de almejas 195
Philadelphia pepper pot 196
Soppi Mondongo (sopa de tripas) 197
Chupe de camarones 198
Lamen 200
Sopa de fideos y hierbas asiáticas 201
Baitang Jiyu (sopa de carpa dorada) 202
Sopa agria y picante de gambas 203
Sopa de alubias y coco 204
Harira 205
Sopa de espinacas con yogur 206
Sopa de verduras y cacahuetes 207

Sopas para ocasiones especiales

Gazpacho de mar con percebes 213
Sopa de apio con gambas y tomate 214
Consomé de langosta con aguacate 216
Sopa de pichón con habitas 217
Crema de trigueros con buey de mar, crema doble y cebollino . 218
Sopa de trufas Elysée 220

Crema de judiones de la granja con almejas 222
Crema de hongos (*ceps*) con langostinos 223
Crema de patata del buffet con caviar 224
Crema de ajos tiernos con tripa de bacalao 225
Crema de coliflor con zamburiñas 226
Crema de senderuelas y mejillones 228
Sopa de dátiles de mar al azafrán 230
Sopa de chipirones en su tinta 231
Crema de cigalas con rebozuelos 232
Crema de erizos de mar y huevas de salmón 233
Sopa de malta con quinoa y mollejas de cordero 234
Consomé de pato con peras 235
Crema de perdiz con coles de bruselas 236
Crema de pularda trufada 238

Sopas y cremas para postres
Sopa de frutas exóticas 243
Sopa helada de limón con frutos del bosque 244
Sopa de frutos rojos con helado de almendra 245
Sopa de cerezas con nata al marrasquino 246
Sopa gelatinada de té con menta y albaricoques 248
Sopa de mandarina al jengibre con *mousse*
   de chocolate blanco 249
Sopa de mosto con merengue y uvas 250
Crema de arroz a la naranja 251
Crema de manzana con canela 252
Sopa de chocolate caliente con helado de tomillo 253

Introducción

Bienvenidos al mundo de las sopas y las cremas. Un mundo apasionante, con un pasado, un presente y a juzgar por lo que se ve en las cartas de los mejores restaurantes, un prometedor futuro.

Pero hablando del pasado, no podían imaginarse los hombres y las mujeres de finales del cuaternario, que estaban ante uno de los inventos que iba a revolucionar toda la historia de la humanidad: el fuego, que trajo como consecuencia una mejora en una alimentación que desgastaba su dentadura. Las carnes y los vegetales crudos son muy duros y primero asados y más tarde cocidos, supusieron un bienestar individual y social apreciable.

En cuanto los hombres dominaron el fuego, se dieron cuenta de que los alimentos se ablandaban y adquirían mejor sabor al cocerlos con agua y diversas hierbas. Y el resultado que obtuvieron al probar el caldo resultante de esa cocción, debió gustarles tanto, que la sopa se incorporó a la civilización para no desaparecer jamás. Ollas y pucheros atestiguaron desde ese entonces el hábito de preparar y tomar sopas en todos los pueblos.

En el libro *Historia de la alimentación,* nos cuenta el Dr. Gottschaalk que los caldos precedieron a las sopas. Se elaboraron de dos clases: caldos dulces, elaborados con vegetales frescos, en su estado natural, y caldos ácidos, obtenidos, ya sea con plantas ácidas, como las ortigas, ya sea por fermentación alcohólica o láctica. El primero es el que ha perdurado hasta nuestros días y del segundo han sobrevivido el *Bortsch* ruso y eslavo, una de las recetas más extendidas en toda Europa en la prehistoria.

La Biblia nos cuenta que los hebreos de Egipto preparaban suculentos caldos y refiriéndose a Gedeón, nos dice: «mató un cordero, puso su carne en una olla e hizo caldo». Los griegos también eran aficionados a los caldos, por ejemplo, Aspasia, la bella esposa de Pericles, se alimentaba de consomé de ave. Roma también tuvo gran tradición sopera; ya desde antiguo los pastores tenían como plato principal y cotidiano una sopa de farro y garbanzos acompañados de otros productos de temporada. Plinio, conocido historiador de aquella época y crítico de la sociedad romana, habló largamente sobre ellas, aunque no dijo mucho en su favor. Se sabe también que Nerón, aficionado al canto, tomaba cada día un caldo caliente de puerros al que atribuía la cualidad de proteger las cuerdas vocales. Pero quizá es Apicio, el más famoso restaurador de la antigua Roma quien las convirtió en refinadas y suculentas. Las servía preparadas con lentejas, garbanzos, guisantes y muy especiadas y condimentadas con aceite y garum. Fue en la época decadente de Roma cuando se transforman en un alimento lujoso y lleno de fantasía. Ateneo relata en *El banquete de los sofistas* una receta a partir de pétalos de rosa.

Lo cierto es que la sopa, independientemente de refinamientos que muy pocos han podido saborear en el transcurso de la historia, fue el alimento que salvó a muchas personas de morir de hambre; unas veces sólo hechas con pan y agua, otras con cereales y las me-

INTRODUCCIÓN

nos, con carne, es el primer alimento verdaderamente imaginativo y salvador de vidas.

Es en la Edad Media cuando obtuvo un triunfo rotundo. Preparaban ollas, potajes y caldos elaborados con habas, huevos, guisantes, calabaza, hinojo y sobre todo con arroz, que se sazonaban obsesivamente con canela, jengibre, azafrán, ajos o agraz. Los priores y abades eran los primeros adeptos. Una crónica del siglo XII nos dice que éstos se hacían servir 5 o 6 sopas distintas cada día y en un concilio se discutió sobre tan interesante tema.

El rey Enrique IV de Francia anhelaba que todos los franceses pudiesen echar cada domingo una gallina a la olla, y Luís XIII saboreaba diariamente dos grandes platos de sopa. Esto estimuló a los grandes cocineros de la época; François de la Varenne creó 300 fórmulas distintas y Pierre David nos ha dejado 200 recetas.

Ya en el siglo XIX, el gran maestro de cocina Antonio Carème actualizó las viejas fórmulas y nos dejó las bases de las recetas que aún hoy en día se sirven en los comedores de los más afamados restaurantes.

En la actualidad, se han mejorado muchas de estas bases y es que la tecnología que tenemos a nuestro alcance en las cocinas de hoy en día nos permite hacer verdaderas maravillas, y los gustos, como todo, cambian. Pero eso sí, sin perder jamás nuestras raíces, es un legado cultural que debemos saber administrar.

Hoy los mercados están repletos de productos de aquí y de allá, así que las combinaciones son infinitas; si no, piensen en algún producto que no podamos aplicar a estas elaboraciones... realmente es difícil encontrar alguno.

La gran variedad de alimentos que nos proporciona la naturaleza nos invita a un sinfín de combinaciones para elaborar sopas y cremas.

LAS MEJORES RECETAS DE SOPAS

De esta manera podemos combinar de forma creativa frutas, verduras, legumbres, hortalizas, frutos secos, hierbas aromáticas, pescados, mariscos, aves y carnes, que realzan el sabor entre ellos, fundiéndose en un mundo de sensaciones de una sola cucharada.

Y por si no fuera suficiente, una gran variedad de guarniciones y complementos nos ayudarán a dar un toque distinto a una misma receta, a la vez que completarán nuestra dieta diaria.

Tanto frías como calientes, las sopas y cremas constituyen una manera muy completa, a la vez que ligera, de iniciar una apetitosa comida, o por qué no, constituirla por sí sola.

Cómo utilizar este libro

En este libro encontrará una multitud de recetas pensadas para divertirse cocinándolas; pero no se confundan, no se trata sólo de un libro de recetas. En él, he tratado de llevar al lector a la conciencia de un cocinero profesional. En primer lugar, para demostrar que cada receta no es un mundo aparte de otra, sino que está formada por diferentes técnicas y elaboraciones básicas que pueden ser desglosadas y combinadas de muy diversas maneras.

Para conseguir este objetivo, el libro consta de una primera parte donde quedan reflejadas estas técnicas y elaboraciones básicas, y una segunda parte donde se aplican estas premisas en forma de receta. Una vez conseguido esto, en segundo lugar, la intención es despertar el ansia del lector-cocinero para que realice sus propias combinaciones con la ayuda de otras directrices que también quedaran reflejadas en esta primera parte del libro.

Las recetas

Las recetas están clasificadas en ocho apartados:
- **De siempre** – aquí encontrará aquellas sopas tradicionales de toda la vida.

- **Originales** – por su concepción y combinación de productos, éstas son las más aptas para sorprender a unos comensales curiosos e incitar al descubrimiento de nuevos sabores y texturas.
- **Rápidas** – sin carecer de ingenio y originalidad, su elaboración es ágil para el día a día.
- **Para los pequeños de casa** – la manera más fácil de hacerles comer un poco de todo.
- **Bajas en calorías** – ligeras y con pocas calorías, pero muy nutritivas.
- **Alrededor del mundo** – las más emblemáticas recetas de los cinco continentes.
- **Para ocasiones especiales** – lujosas, más complejas pero igualmente al alcance de todos.
- **De postres** – para terminar la comida con una sopa dulce, ¿por qué no?

Dentro de estos capítulos las sopas están clasificadas como frías o calientes, y según el grado de dificultad, para mayor comodidad de búsqueda e interpretación.

   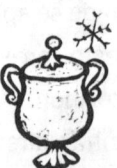

Sopa caliente   Sopa fría

Cabe recalcar que en el listado de los ingredientes, se encontrarán con elaboraciones básicas mezcladas con los productos específicos de la receta en sí, de manera que la elaboración básica se describirá en el primer apartado del libro.

Entremos ya de lleno en el mundo de las sopas y las cremas, esperando lo encuentren igual de apasionante que yo, y con toda modestia, si con este libro les abro la mente a nuevos horizontes culinarios, me sentiré gratamente reconfortado.

Utensilios específicos para sopas y cremas

- Colador chino.
- Colador grande de malla fina.
- Colador de tela o estameña (en su defecto, paños de algodón).
- Batidores manuales.
- Túrmix.
- Thermomix (es un vaso licuador de gran potencia que evita tener que colar las cremas por su potencia de licuado).
- Vaso licuador.
- Cucharones de diversos tamaños.
- Cedazo.

Elaboraciones básicas

Caldos (o fondos) de larga cocción

Como su propio nombre indica son aquellos caldos o fondos que requieren de una cocción prolongada que puede variar de 1 hora y 1/2 a 8 horas, dependiendo del producto y de la cantidad, con la cual damos sabor al agua mediante la evaporación y consecuente concentración del líquido. Básicamente son dos: el de ternera o buey y los de aves, principalmente pollo y gallina.

También en este apartado entrarían aquellos caldos específicos de sopas tradicionales como la escudella catalana, el pote gallego, la sopa castellana, el cocido madrileño y otras similares que en sus ingredientes mezclan, junto con la ternera y las aves, el cerdo en sus muchas variantes (morcillas, butifarras, tocino, lacón, etc.), así como legumbres y hortalizas, diferentes en cada caso según la zona geográfica.

Pero hablemos de los primeros, los básicos. Tanto en un caso como en el otro diferenciamos dos tipos: los claros y los oscuros. La técnica empleada es la que determinará el color del caldo resultante.

Para los caldos claros, los ingredientes se utilizan crudos, tanto las verduras como la carne (según qué partes del animal conviene darles un hervor para eliminar las impurezas y desangrarlas), depositándolos en la olla y cubriéndolos siempre con agua fría (norma básica para todos los caldos, salvo contadas excepciones), y arrancando el hervor a fuego lento. De esta técnica resultan unos caldos más o menos transparentes, más suaves y más grasos, ya que la grasa de la carne no ha sido retirada previamente por la acción del calor.

En los caldos oscuros la diferencia radica en la cocción previa de los elementos sólidos del caldo. Para la carne utilizamos el horno, donde la doramos sin llegar a tostarla demasiado, y de esta manera fundimos el exceso de grasa de la misma, que debemos retirar de la bandeja del horno antes de añadir la carne en la olla. En el caso de las verduras es opcional; podemos añadirlas en crudo dependiendo del grado de frescor que queramos aportar, o bien cocinarlas antes. Para la segunda opción utilizamos básicamente dos técnicas: el sofrito en aceite en la misma olla (tenemos que escurrirlo antes de añadir el agua) o bien dorándolo en el horno junto con la carne.

En ambos casos, y contrariamente a la costumbre de algunas personas, cuando el caldo arranque el hervor, que debe ser constante pero suave, con la ayuda de una espumadera retiramos la espuma que flota sobre el agua, ya que son las impurezas del producto sólido, pero nunca desgrasamos el caldo hasta el final de su cocción, ya que la grasa es la conductora de los sabores. Para la operación de desgrasado podemos utilizar dos técnicas: en caliente, pasamos el borde del cucharón a ras del caldo para retirar así la grasa que flota en su superficie; y en frío, una vez colado y enfriado el caldo, la grasa se solidifica en la superficie y resulta más fácil eliminarla en su totalidad.

En cuanto al colado, utilizamos para mejor resultado un colador de malla fina, y siempre lo hacemos después de dejarlo reposar unos minutos, para que las partículas suspendidas en el líquido se asienten en el fondo y para obtener así un caldo más limpio. Por tanto decantamos la olla poco a poco y no apuramos hasta el final, o bien retiramos el caldo de la olla con la ayuda de un cucharón y siempre sin removerlo.

El tiempo de cocción es variable, como ya he comentado al inicio de este apartado, y se basa en diferentes opciones:

- La proporción entre líquido y sólido: a más sólido menos cocción y viceversa. Una proporción media sería: 1 kg de sólido para 3 litros de agua (2 horas y 1/2 de cocción a partir del hervor).
- El tamaño de las partes sólidas: a mayor tamaño, mayor cocción.
- Si el fondo va a ser usado para elaborar salsas, la cocción se alargará para obtener un caldo más concentrado.

Caldo de ternera o buey

Tiempo de preparación: 20 minutos **Tiempo de cocción:** 5 horas

Ingredientes:
500 g de pecho de ternera o buey
1/4 unid. de pie de ternera
300 g de rabo de buey
300 g de huesos de rodilla
2 cebollas
1 puerro
4 dientes de ajo
1 zanahoria
1/2 ramita de apio
6 litros de agua
1/2 vaso de aceite de oliva (sólo para el fondo oscuro)

Elaboración para el caldo claro
Lavar en abundante agua los huesos y el pie y ponerlos en una olla con agua fría, arrancar el hervor y lavar de nuevo. Colocar la carne y las verduras cortadas en trozos grandes en la olla y cubrir con el agua fría. Poner a fuego moderado hasta que arranque a hervir, espumar y bajar al mínimo durante toda la cocción.

Elaboración para el caldo oscuro
Lavar los huesos y el pie y disponer en una bandeja para horno junto con el resto de la carne. Dorar en el horno precalentado a 180º C durante 20 minutos hasta que adquieran un color levemente tostado. Cortar las verduras en dados medianos y en una sartén con aceite sofreírlos a fuego fuerte durante 5 minutos. Escurrir bien las verduras e introducirlas en la olla con la carne ya tostada y sin la grasa resultante del asado. Proceder de la misma manera que en el fondo claro.

Caldo de ave

Tiempo de preparación: 20 minutos **Tiempo de cocción:** 3 horas
Ingredientes:
500 g de carcasas de pollo o 2 unid. de muslos de pollo
1/2 unid. de gallina
2 cebollas
1 puerro
4 dientes de ajo
1 zanahoria
1 ramita de apio
3 1/2 litros de agua
1/4 de vaso de aceite de oliva (sólo para el fondo oscuro)

Elaboraciones básicas

Elaboración para el caldo claro
Limpiar bien las carcasas de sus intestinos, de grasa y de exceso de piel. Colocar en la olla las carcasas y la gallina junto con las verduras cortadas en trozos, llenar con el agua y arrancar el hervor a fuego medio. Espumar, bajar al mínimo y mantener en esa posición hasta el final de la cocción.

Elaboración para el caldo oscuro
Proceder de la misma manera que con el de ternera, dorando las carcasas y la gallina ya limpios, en el horno, junto con las verduras troceadas en dados medianos.

En el caso de los caldos de ave, podemos sustituir el pollo y la gallina por carcasas de otras aves, por ejemplo, en un caldo de pintada los sustituiríamos por 3 carcasas de ésta o por una pieza entera, y de la misma manera con aves como el faisán, el pichón, el pato, la paloma torcaz, la perdiz, etcétera, teniendo siempre en cuenta el tamaño de dichas aves para equilibrar la proporción entre sólido y líquido. Cabe recalcar que este tipo de aves da un mejor resultado con la técnica del caldo oscuro frente al claro.

Caldos infusionados o de corta cocción

A diferencia de los caldos de larga cocción, en los que conseguíamos el sabor por evaporación y concentración, en los de corta cocción lo conseguimos por infusión, apenas evaporamos agua, por lo que la proporción entre sólido y líquido es casi a partes iguales. En este caso la parte sólida del caldo deberá estar cortada en porciones más pequeñas (a menor tamaño, menor cocción, como ya se ha comentado en el apartado anterior) para que en un corto espacio de tiempo, que puede variar entre 20 a 45 minutos de cocción, el agua absorba todas las propiedades organolépticas de la parte sólida. Además realizaremos la cocción con el recipiente tapado, para evitar un exceso de evaporación y evitar al máximo la pérdida de los aromas.

Este tipo de caldos será, por lo tanto, de aromas más frescos y de sabores más cercanos al estado puro de la materia con los que se elaboren.

En este grupo de fondos diferenciaremos diversas técnicas en su proceso de elaboración, pese a que, en gran parte, será igual para todos ellos. Según estas diferencias se clasificarán del siguiente modo:

- De carne o ave.
- De verduras y hierbas aromáticas.
- De pescado y marisco.
- De setas y otros productos aromatizantes.

En todos los casos, se iniciará el proceso de ebullición a fuego muy lento y no deberá llegar a hervir en ningún momento; deberán estar durante toda la cocción, humeantes y casi a punto de ebullición (99°C).

Los caldos de **carne o aves** son los de cocción más prolongada y con un posterior infusionado, antes de ser colados (se dejan enfriar a temperatura ambiente, sin colar y tapados).

Para los fondos de ave utilizaremos sus carcasas (pollo, pichón, pato, faisán, etc.) y para los de carne (ternera, conejo, cordero...) huesos y recortes. Ninguno de estos caldos es apropiado para realizar una sopa íntegramente con ellos, sino que sirven para reforzar cremas y sopas de otro producto principal. Y también se emplean para elaborar salsas.

Elaboraciones básicas

Tiempo de preparación: 20 minutos **Tiempo de cocción:** 45 minutos
Ingredientes:
750 g de carcasas de ave o huesos y recortes de carne
8 chalotas (en su defecto 3 cebollas)
3 dientes de ajo
hoja verde de 1 puerro o troncos de perejil
1 vaso de vino (blanco o negro), jerez, oporto... (opcional para aromatizar)
1/4 de vaso de aceite de oliva
1 litro y 1/2 de agua

Elaboración
En una olla baja con tapa, dorar los dientes de ajo cortados por la mitad, subir el fuego al máximo y añadir las carcasas o los recortes y huesos cortados en dados de 2 cm. Rehogar a fuego medio-alto hasta que adquieran un color ligeramente tostado. Añadir la chalota cortada en láminas finas y rehogar durante 2 minutos. Escurrir el exceso de aceite y grasa y regar con el vino dejando que se evapore totalmente; seguidamente añadir el puerro o perejil cortado fino y dejar cocer unos 15 segundos. Añadir el agua y bajar el fuego al mínimo. Tapar y dejar cocer 45 minutos. Dejar enfriar a temperatura ambiente sin colar dentro de la olla tapada. Colar.

Caldos de **verduras y hierbas aromáticas**. Utilizaremos una gran diversidad de ellas; puede que una sola o una mezcla de varias, pudiendo hacer predominar aquella que más nos convenga para una elaboración concreta. En este caso el tiempo de cocción lo marcará el tipo de verdura o hierba pero sin sobrepasar casi nunca los 20 minutos, para conservar al máximo el frescor de éstas, y colado inmediatamente pasado este tiempo. La receta que ahora sigue es la de un caldo neutro de verduras, sin predominio de unas sobre otras.

Tiempo de preparación: 20 minutos **Tiempo de cocción:** 20 minutos
Ingredientes:
1/2 cebolla
1/2 zanahoria
1/2 puerro
1/2 ramita de apio
1/4 de hinojo en bulbo
4 champiñones
30 g de judías verdes
2 dientes de ajo
1/4 de calabacín
2 tomates maduros
1 ramillete de perejil
1 ramillete de cilantro
1/4 de vaso de aceite de oliva
0,6 litros de agua

Elaboración
En una olla baja con aceite y a fuego medio-alto, rehogar durante 2 o 3 minutos las verduras cortadas finamente por orden de cocción: primero el ajo, la cebolla, la zanahoria, el hinojo y el puerro. A continuación el apio y la judía verde durante 2 minutos más. Seguidamente el calabacín y los champiñones y 2 minutos después, el tomate. Rehogar el conjunto 1 minuto más y escurrir el exceso de aceite. Añadir el agua y bajar el fuego al mínimo, tapar y en el momento que el agua llegue casi a punto de ebullición añadir el perejil y el cilantro. Dejar cocer 20 minutos y colar.

Los caldos de **pescado** o *fumets* se elaboran mayoritariamente con pescado de roca (cabracho, cintas, brujas, rubios, gallinetas...) o bien con cabezas y espinas de rape, merluza y pescado blanco en general.

Elaboraciones básicas

Nunca con pescado azul ya que confiere al caldo una acidez y oxidación indeseadas. Para los de **marisco** se utilizan tanto las cabezas como la piel de diferentes crustáceos (gambas, cigalas, langosta, bogavante...) o enteros, como en el caso de los cangrejos de mar. Podemos también combinar pescados con mariscos para obtener caldos más complejos en sabores de mar. Incluso en algunos países se utilizan otros productos como las algas y los calamares y sepias secados, para realzar ese sabor.

El tiempo de cocción de estos caldos es de 25 minutos aproximadamente, a partir de la casi ebullición del agua y se cuelan enseguida pasado este tiempo (excepto el de marisco), ya que si no el sabor de pescado recogido resulta poco menos que desnaturalizado.

En este caso son tres los caldos básicos:
- De pescado.
- De marisco.
- De pescado y marisco.

Caldo de pescado

Tiempo de preparación: 15 minutos   **Tiempo de cocción total:** 20 a 25 minutos
Ingredientes:
1 kg de pescado de roca o cabezas y espinas de pescado blanco
2 cebollas
1 puerro
1 ramita de apio
3 dientes de ajo
3 tomates maduros
pimienta negra en grano
1 litro y 1/2 de agua

Elaboración del caldo (hay 3 opciones)

A Colocar en una olla las verduras cortadas en dados medianos, la pimienta y el agua. Arrancar el hervor a fuego medio e incorporar el pescado desprovisto de sus vísceras y enjuagado con agua fría (en el caso del pescado de roca, cuando es muy pequeño podemos dejar sus vísceras). Bajar el fuego al mínimo y dejar cocer sin llegar a hervir, tapado, durante 20 minutos. Colar.

B Rehogar en una olla con poco aceite las verduras cortadas en dados medianos y la pimienta (primero la cebolla, el apio, el ajo y el puerro, y 3 minutos después, el tomate). Añadir el agua, arrancar el hervor a fuego medio e incorporar el pescado limpio. Bajar el fuego al mínimo y dejar cocer sin llegar a hervir, tapado, durante 20 minutos. Colar.

C Rehogar en una olla con poco aceite las verduras cortadas en dados medianos y la pimienta (primero la cebolla, el apio, el ajo y el puerro, y 3 minutos después el tomate durante 3 minutos más). Añadir medio vaso de vino blanco o similar y dejar reducir en su totalidad. Incorporar troncos de perejil cortados finos, añadir el pescado (si son cabezas y espinas grandes, cortar en trozos) y rehogarlo 3 minutos. Añadir el agua y bajar el fuego al mínimo, dejar cocer sin llegar a hervir, tapado, durante 12 minutos. Colar.

El caldo resultante de la primera opción es el más suave de todos ellos, de sabor más neutro. La segunda opción nos dará un caldo con más cuerpo vegetal y con la última se obtiene un resultado más consistente en aromas y cuerpo y es más apto para reforzar sopas y elaborar salsas.

Caldo de marisco

Tiempo de preparación: 15 minutos **Tiempo de cocción total:** 20 minutos
Ingredientes:
600 g de cabezas y pieles de crustáceos
4 chalotas (en su defecto, 2 cebollas)
1/2 puerro

hojas verdes de 1 puerro
2 dientes de ajo
3 tomates maduros
pimienta negra en grano
1 litro y 1/2 de agua
1/4 de vaso de aceite de oliva

Elaboración
Rehogar en una olla con poco aceite las cabezas y pieles a fuego vivo durante 2 o 3 minutos. Añadir las verduras cortadas en láminas finas y la pimienta (primero la chalota, el ajo y el puerro, y 3 minutos después el tomate durante 3 minutos más). Añadir medio vaso de vino blanco o similar y dejar reducir en su totalidad. Incorporar el verde de puerro cortado fino. Añadir el agua y bajar el fuego al mínimo; dejar cocer sin llegar a hervir, tapado, durante 15 minutos. Dejar reposar tapado durante 15 minutos más y colar.

Caldo de pescado y marisco

Tiempo de preparación: 15 minutos **Tiempo de cocción total:** 25 minutos
Ingredientes:
600 g de cabezas y pieles de crustáceo
500 g de pescado de roca
4 chalotas (en su defecto 2 cebollas)
1/2 puerro
hojas verdes de 1 puerro
2 dientes de ajo
3 tomates maduros
pimienta negra en grano
1 litro y 1/2 de agua
1/4 de vaso de aceite de oliva

Elaboración
Rehogar en una olla con poco aceite las cabezas y pieles a fuego vivo durante 2 o 3 minutos. Añadir las verduras cortadas en láminas finas y la pimienta (primero la chalota, el ajo y el puerro, y 3 minutos después el tomate durante 3 minutos más). Añadir medio vaso de vino blanco o similar y dejar reducir en su totalidad. Incorporar el verde de puerro cortado fino. Añadir el agua y arrancar el hervor. Bajar el fuego al mínimo, añadir el pescado limpio y dejar cocer sin llegar a hervir, tapado, durante 20 minutos. Retirar el pescado y dejar reposar, tapado, durante 10 minutos más. Colar.

Los caldos de **setas y algunos productos con alto poder aromatizante** (por ejemplo, la trufa) suelen tener como base otro caldo básico, ya sea de verduras, de carne o de pescado, en lugar de agua (en este caso estamos hablando más de una aromatización que de la elaboración de un caldo en sí mismo, un tema que trataremos más adelante); no obstante pueden elaborarse con ésta para conseguir un sabor más puro del producto. La siguiente receta es la de un caldo de setas, pero la técnica de elaboración la podemos aplicar a diferentes productos, teniendo siempre en cuenta el poder aromatizador de éstos para calcular la cantidad de producto por litro de agua. En este caso, si utilizamos setas secas, debemos tener en cuenta que su poder aromatizante es superior al de las frescas y podemos optar por utilizarlas remojadas o en seco directamente.

Caldo de setas

Tiempo de preparación: 15 minutos **Tiempo de cocción total:** 25 minutos
Ingredientes:
250 g de rebozuelos atrompetados o 25 g de senderuelas secas
4 chalotas (en su defecto, 2 cebollas)

pimienta negra en grano
2 dientes de ajo
1/4 de vaso de aceite de oliva
0,75 litros de agua

Elaboración
Cortar la chalota y los ajos en láminas finas y rehogar ligeramente en aceite junto con la pimienta. Añadir las setas lavadas (en el caso de las senderuelas, remojarlas previamente durante 2 horas en agua templada y reservar el agua colada para regar el caldo) y rehogarlas durante 2 minutos. Añadir el agua y arrancar el hervor, bajar al mínimo y cocer tapado durante 25 minutos. Dejar reposar fuera del fuego hasta que esté a temperatura ambiente y colar (las setas podemos aprovecharlas para guarnecer una sopa o para un guiso).

Técnicas básicas

Cómo clarificar un caldo

El término clarificar designa la técnica que se emplea para conseguir un consomé, a partir de un caldo. Y un consomé no es más que un caldo al que hemos retirado todas las partículas que lo enturbian y hemos enriquecido en sabor y aromas, consiguiendo un caldo nítido y cristalino. Para lograrlo empleamos una elaboración llamada *claris*, que consta de verduras, carne picada o pescado picado y claras de huevo.

RECETA BASE DE UNA *CLARIS* (PARA CLARIFICAR 2 LITROS DE CALDO):

Ingredientes:
250 g de carne de ternera sin grasa picada a cuchillo (o misma cantidad del producto con que se ha confeccionado el caldo base: pescado, pollo, etc.)
1/2 puerro
1/2 zanahoria
1 tomate maduro sin pepitas
10 g de tronco de perejil
pimienta negra en grano
3 claras de huevo

Elaboración
Picar las verduras y el perejil muy finamente, y mezclar con la carne y las claras semibatidas. Poner los 2 litros de caldo en un cazo no demasiado ancho, y arrancar el hervor, añadir la *claris* y remover enérgicamente durante 10 segundos con la ayuda de un batidor manual. Bajar el fuego al mínimo y retirar el cazo para que el fuego sólo toque un extremo de éste. En cuanto cuaje la clara en la superficie y antes de que adquiera demasiado cuerpo, con la ayuda de un cucharón pequeño, realizar un agujero en la capa, lo más pequeño posible, suficiente para que entre el cucharón. Espolvorear por encima la pimienta machacada en un mortero. Deberá estar así durante 1 hora, y sólo deberá hervir de manera casi imperceptible. Cada 10 minutos y con la ayuda del cucharón, coger un poco del caldo a través del agujero y rociar cuidadosamente por encima de la capa 3 o 4 veces. Transcurrida la hora, retirar con sumo cuidado con una espumadera, la capa que ha formado la *claris* y, sin remover, con la ayuda del cucharón pasar por un colador de tela humedecido (en su defecto podemos utilizar un paño de algodón húmedo, colocado encima de un chino o un colador de malla). Es posible que al consomé le cueste superar el filtro de tela, pero deberemos esperar que lo haga por sí solo, sin presionar.

Cómo aromatizar y condimentar los caldos

El primer condimento que utilizamos en todas las sopas que preparemos es la sal, sin duda. Por lo que atañe a salar un caldo o una sopa, partimos de este principio: conviene echar una pequeña parte de sal al principio de la cocción, pero el punto de sal deseado lo buscamos al final y siempre en caliente, ya que durante la evaporación de agua los sabores se concentran y un caldo a punto de sal en su inicio de cocción, resultará salado al final de ésta. Y en caliente porque los sabores en frío siempre son más atenuados y se acentúan con el calor.

TÉCNICAS BÁSICAS

Partiendo de las recetas de los caldos básicos, empleamos primordialmente dos técnicas para aromatizarlos: **a lo largo de la cocción o bien el condimentado posterior.**

Las dos técnicas no se diferencian en el producto final que queramos obtener, si no en el tipo de aromatizante a utilizar:

- Para aromatizar los caldos **a lo largo de su cocción** utilizamos productos como las setas, verduras, hortalizas y algunas especias sin moler. Estos productos, aún con el riesgo de perder aromas durante una cocción muy prolongada, necesitan de un tiempo de cocción en el caldo superior al de las hierbas frescas, especias molidas, etcétera. Éste puede ser el mismo en que tarde en hacerse el caldo (es el caso de todas las verduras que utilizamos en cualquiera de las elaboraciones básicas anteriores) o bien pueden añadirse en la fase final de su cocción. Por lo tanto, si se quiere aromatizar un caldo de pollo con apio, nos basta con aumentar la proporción de apio en el caldo base.

También podemos optar por cocer estos productos aromáticos una vez colado el caldo base; así pues, llevamos el caldo a punto de ebullición suave con el producto dentro durante el tiempo que estimemos necesario para que éste le confiera su sabor característico. Podemos optar por haber rehogado ligeramente este producto o añadirlo en crudo.

Basándonos en el mismo principio que la sal, tenemos siempre en cuenta que la cantidad del producto aromatizante debe ser proporcional al tiempo de cocción del caldo, ya que se evapora líquido durante la misma y por lo tanto habrá una concentración del sabor.

- Para el **condimentado posterior** son aptos aquellos productos que por sus delicados aromas, fácil volatilización y oxidación, deben tener el tiempo de cocción mínimo para aprovecharlos al máximo. Estamos hablando de las hierbas frescas, especias frescas, especias secas y molidas que no necesiten de excesiva cocción, trufas y vinos generosos. Si les damos demasiada cocción, éstos se volatilizan y pierden sus aromas primarios, los más frescos y que distinguen al producto en crudo.

Por ejemplo, para perfumar un caldo de pescado con albahaca, debemos calentar el caldo, y una vez fuera del fuego, añadir las hojas de albahaca, taparlo durante 5 minutos, retirar la albahaca y servir la sopa o bien enfriarla rápidamente; de lo contrario, el frescor que caracteriza a la albahaca se desvanecerá. También algunas hierbas como la salvia, el romero, la mejorana y el estragón, entre las más conocidas, tienen la particularidad de no poder cocer más de lo necesario porque no sólo pierden aroma sino que además confieren sabores alcanforados y amargos no deseados, por lo que debemos usarlos con esta precaución.

Tanto en un caso como en otro, conviene siempre ser cautos con los productos aromáticos, las especias y los condimentos, porque del equilibrio entre ellos depende en gran parte el éxito de la receta. Como dice Santi Santamaría, uno de los grandes cocineros de nuestro país, en su libro *La ética del gusto*, «los aromas y sabores de las hierbas aromáticas y especias hay que saber interpretarlos, como si de una composición musical se tratase: tienen que ser precisos».

Cómo licuar verduras y frutas

Podemos obtener sopas y cremas directamente a través del licuado de frutas y verduras, pero cabe tener en cuenta una serie de premisas que nos ayudarán a obtener mejores resultados.

El aparato con el que vamos a licuar determinará el proceso a utilizar. La licuadora de frutas de toda la vida es aquella que mediante un recipiente con pequeños agujeros afilados, obtiene por fricción el zumo de frutas y verduras, desechando la mayor parte de pulpa y fibra. Por lo tanto es apta para productos crudos compactos y ricos en agua, y obtiene un zumo de textura acuosa y de consumición en crudo, que utilizamos en sopas frías y de postres.

Por otro lado tenemos el túrmix y el vaso licuador. Los dos funcionan por el mismo principio, una cuchilla más o menos afilada que gira a una determinada velocidad (normalmente a 2500 revoluciones por minuto), con la salvedad de que el túrmix nos permite subir y bajar la cuchilla a nuestro antojo dentro del preparado, mientras que el vaso licuador, con la cuchilla estática, remueve el producto por fuerza centrífuga. Con estos aparatos conseguimos reducir a puré o crema tanto la fibra como el zumo de verduras y frutas, por lo que obtenemos una consistencia más o menos cremosa, según sea la aportación de agua del producto o la que podamos añadir nosotros (ya sea agua como caldos básicos). Tienen el inconveniente de no triturar en su totalidad algunos productos más duros o astillosos, ya que las r.p.m. de la cuchilla no son, a veces, suficientes, debiendo colar la crema resultante con lo cual perdemos parte del producto, o bien acabamos añadiendo más líquido del que sería necesario para poder licuarlos. Para solucionar este problema tenemos en el mercado máquinas como el Thermomix, que aparte de otras funciones, licúan a una velocidad bastante superior (9500 r.p.m.) y, en la mayoría de los casos, las cremas no necesitan ser coladas.

En este último tipo de aparatos utilizamos mayoritariamente productos previamente cocinados en mayor o menor medida. En la primera fase de licuado debe haber el mínimo de líquido necesario para que las cuchillas lo trituren con facilidad, ya que si echamos todo el líquido de entrada facilitamos la formación de grumos, o partes sólidas del producto, que serán de más difícil abasto para las cuchillas. Así pues, vamos añadiendo líquido poco a poco hasta obtener la consistencia deseada. En la elaboración de cremas calientes, hay que tener en cuenta que si no van a ser consumidas de inmediato, la consistencia debe ser algo más líquida, ya que al recalentarlas evaporarán líquido y espesarán.

También nos permiten obtener caldos y cremas de hierbas aromáticas y verduras en hoja, ya sean para ser consumidos como tales o bien para aderezar o completar algunas sopas y cremas. Basta con escaldar previamente las hojas en agua hirviendo durante unos segundos y, a continuación, añadirles alguna sustancia líquida para proceder al licuado.

Caldos y cremas emulsionados

Una emulsión no es más que la acción de añadir aire a una elaboración más o menos líquida, mediante un batido enérgico, ya sea manualmente o por la acción de alguna máquina, para conseguir texturas más cremosas y aterciopeladas, para la cual se necesita una sustancia con un porcentaje de grasa determinado (en exceso o en defecto no conseguiremos la emulsión) a fin de estabilizarla. La nata montada es un ejemplo bien claro.

En el caso de las sopas y cremas, donde la parte grasa no suele ser nunca la suficiente para lograr emulsionarla, utilizamos diversos productos con ese fin:

- Aceites, ya sean de oliva, semillas o bien aromatizados (para sopas y cremas).
- Mantequilla (para cremas).

TÉCNICAS BÁSICAS

- Crema de leche y crema doble (para sopas y cremas).
- Yema de huevo (para cremas).

Una vez tengamos terminada una sopa o una crema, procedemos a emulsionarla con un batidor manual o bien con el túrmix, vaso licuador o Thermomix.

Hacerlo con aceite requiere un batido más enérgico a la vez que una incorporación más lenta y paulatina, como si de montar una mayonesa se tratase.

La mantequilla requiere ser cortada en dados no muy grandes e incorporarla poco a poco, pero más deprisa que el aceite, y la crema no debe estar excesivamente caliente.

La crema de leche y la crema doble (es una crema de leche que contiene más porcentaje de grasa, es ligeramente más ácida y se puede comprar en algunas queserías) deben incorporarse en fino chorro y a cucharadas, respectivamente, y resulta más seguro el emulsionado a mano, ya que si nos pasamos de batido éstas se cortarán.

Y finalmente, la yema de huevo, que difiere en la técnica, ya que si en los demás casos echábamos la grasa en la sopa o crema, aquí es a la inversa, colocamos las yemas en un cuenco y añadimos la crema de manera suave y continuada, mientras batimos enérgicamente. Además requiere que la temperatura de la crema no supere los 70º C y una vez incorporada no debe recalentarse.

Conservación de los caldos

Elaborar caldos, sobre todo los de larga cocción, supone unas horas y una dedicación, por lo tanto, les recomiendo que, una vez puestos, elaboren cantidad suficiente para más de una vez. Utilicen el necesario para ese día y congelen el resto en recipientes herméticos, con la cantidad suficiente para cada utilización. Pueden conservarse en ese estado durante 2 o 3 meses sin problemas y, de esta manera, tendrán a su disposición un caldo para cuando más les apetezca, sin tener que planificar con tiempo su elaboración. Podemos conservar un caldo en el refrigerador durante 2 o 3 días, siempre bien tapado, ya que su estado líquido lo hace muy propenso a absorber olores y sabores de otros productos del refrigerador.

Los riesgos de que un caldo, una crema o una sopa fermenten y se estropeen son altos si no tenemos en cuenta lo siguiente:

En cualquier producto cocinado existe una franja de temperatura de alto riesgo que oscila de los 16° C a los 65° C, donde los microorganismos patógenos encuentran las condiciones óptimas para su desarrollo. Con más facilidad aún, se reproducen en medios húmedos. Por lo tanto un caldo, una crema o una sopa deben permanecer entre esas temperaturas el mínimo tiempo posible, tanto si vamos a calentarlos, como si vamos a enfriarlos. De manera que en cuanto colemos un caldo o elaboremos una sopa o crema, debemos enfriarlos lo más rápidamente posible si no vamos a utilizarlos en ese momento. Podemos utilizar varios métodos. El primero consistirá en depositar el recipiente con la elaboración en la pica o dentro de otro de mayor tamaño con agua y hielo. Si no disponemos de hielo, podemos dividirla en diferentes recipientes más pequeños para reducir el volumen a enfriar, y en último lugar, si no disponemos de tantos recipientes, podemos colocarla en uno lo suficientemente ancho para que la profundidad de la preparación sea la mínima posible. En las dos últimas opciones, conviene también elevar los recipientes de manera que circule el aire por debajo y refrigeraremos la elaboración una vez esté tibia.

Si disponemos de un refrigerador potente, y no hemos realizado una gran cantidad de caldo, sopa o crema (1 o 2 litros) podemos introducirlos en éste una vez hayan transcurrido 10 o 12 minutos desde la finalización de la elaboración; así evitamos el recalentamiento excesivo del refrigerador.

Nos encontramos con el mismo riesgo a la hora de recalentar una preparación que está en el refrigerador o bien congelada. Debemos superar los 65° C lo más rápidamente posible y llevarla a ebullición.

Los signos más evidentes de que una elaboración está en proceso de fermentación los encontraremos en el sabor y en el olor. El sabor es ácido o agrio y el olor no es agradable. También muestra signos físicos tales como el burbujeo en frío y la formación de excesiva espuma en el momento de calentarlo. En estos casos desechar la elaboración.

Complementos y guarniciones para cremas y sopas

De acompañamientos para sopas y cremas podríamos enumerar muchísimos. Podríamos también escribir las recetas básicas, pero no cabrían en un solo libro. Así que veamos una buena muestra de ellas aplicadas en las recetas de este libro.

Pero sí que les daré una serie de clasificaciones y pautas para aplicarlas. Las podríamos ordenar del siguiente modo:
- De textura crujiente.
- De textura blanda.
- Líquidas, semilíquidas y espumas.
- Helados y granizados.

Las de textura crujiente, como son los clásicos picatostes, profiteroles, o verduras crudas o *chips* de patata, por ejemplo, deben servirse siempre aparte en la mesa y añadirlos de manera paulatina mientras comemos, de forma que el juego de texturas que pretenden conseguir no desaparezca por el remojo del crujiente.

Las de textura blanda son las más numerosas, pero conviene diferenciarlas según la fragilidad. Aquellas que tienen riesgo de seguir cociendo en exceso si las añadimos en la olla al calentarlas, por ejemplo, el arroz, el pescado, la pasta... debemos añadirlas justo antes de servirla o incluso aparte. También existen aquellas que pueden deshacerse o fundirse con facilidad, con las que procederemos de la misma manera que las anteriores. El resto de guarniciones blandas normalmente forman parte de la sopa o crema en sí: verduras, albóndigas... y deben servirse y calentarse junto con la sopa o crema.

Forman parte del grupo de guarniciones líquidas o semilíquidas las reducciones de vinos o alcoholes, las cremas de leche adicionadas de algún condimento, yogurt, espumas... y se aplican en la sopa o crema una vez están servidas en el plato. También pueden ser servidas aparte en una jarrita.

Los helados y granizados que forman parte de una sopa o crema deberán ponerse en el plato en el último momento, y con mayor motivo si la sopa o crema es caliente o templada. Aportan un juego de temperaturas divertido, que, aunque parezca que sólo son aplicables a las sopas y cremas de postre, de la misma manera pueden aplicarse a elaboraciones saladas.

Los caldos concentrados como alternativa

Por desgracia, no siempre disponemos del tiempo necesario para cocinar de una manera natural y artesana, y en cuanto a los caldos se refiere, aún menos, ya que muchos de ellos necesitan de una larga cocción. Las pastillas de caldo concentrado, así como su formato en pasta son una alternativa cuando no disponemos de tiempo o materiales para elaborar los fondos básicos.

El mercado nos ofrece varios tipos y sabores de caldos concentrados; así pues, los encontramos de buey y ternera, de pollo, de pescado, de marisco y de vegetales, tanto en pastilla como en pasta concentrada. Todos ellos tienen un mismo modo de empleo, consistente en la disolución de este concentrado en agua caliente, guiándonos por las cantidades que el fabricante nos indica en los envases, y reduciéndolas o aumentándolas en caso de ser necesario, una vez tengamos controlada la intensidad de sabor que confiere al agua. Los resultados son aceptables y sólo nos dejan fuera de nuestro alcance el poder matizar algún sabor por encima de otros, ya que se trata de caldos muy neutros y estándares en sabores.

Así pues, no dejen de disfrutar de una buena sopa o crema sólo por falta de tiempo. Utilicen los caldos concentrados en las ocasiones en que su preciado tiempo lo requiera.

Recetario

Sopas y cremas de siempre

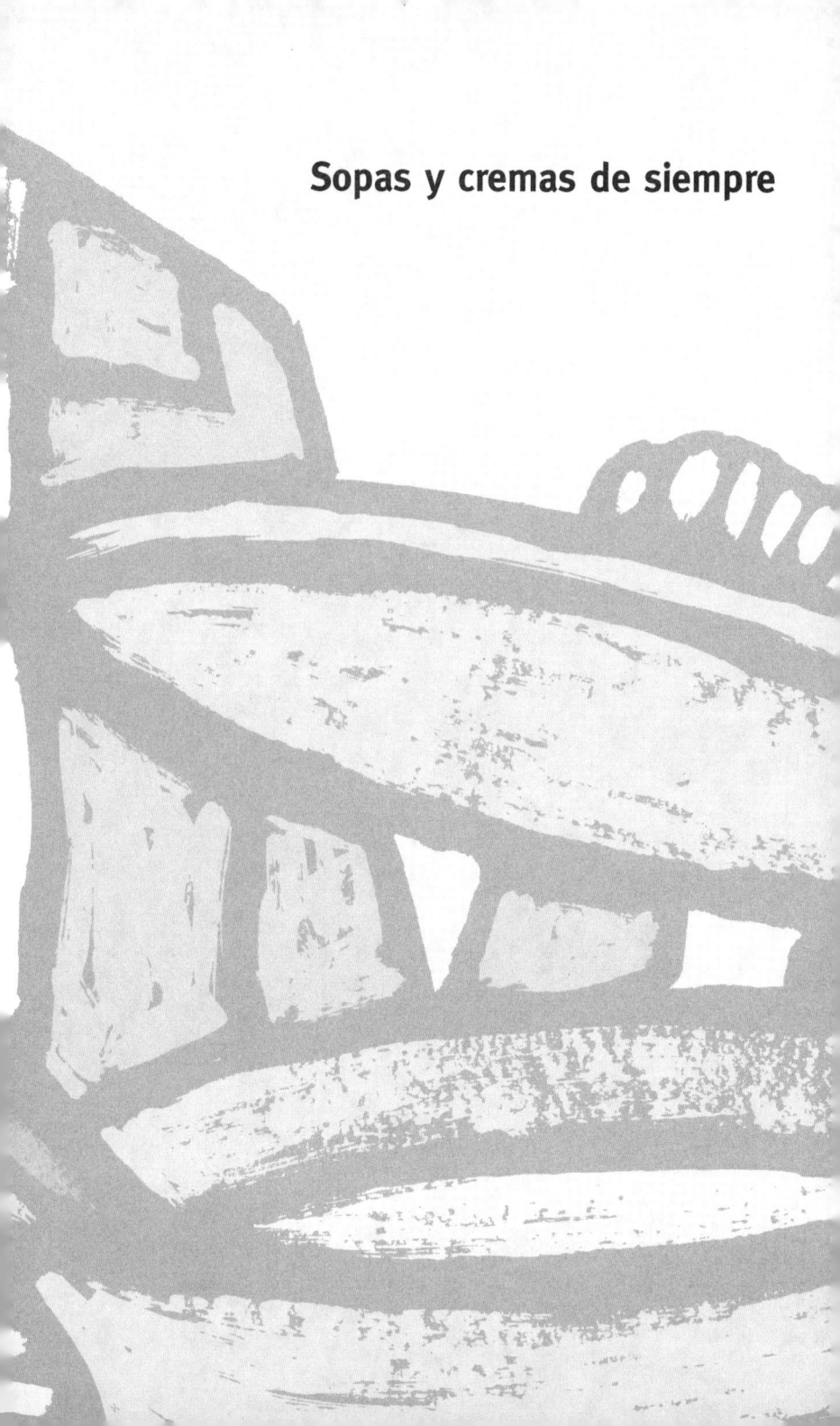

Son sopas y cremas de siempre, aquellas que tenemos en nuestros recuerdos, que forman parte de nuestro patrimonio cultural gastronómico. Unas cocinadas en casa, otras en restaurantes, fondas y hostales, pero todas ellas con un denominador común: productos de la tierra y el mar de nuestro país, sencillas en elaboración, pero complejas en sabores y matices.

En casi todas ellas van a encontrar un ingrediente común, el pan. Y es que de éste viene el nombre de sopa. El término «sopes» tiene un mismo significado en varias comunidades españolas: denomina la miga de pan sentado o del día anterior.

Quiero recalcar que en este apartado, las recetas, como en la mayoría de los casos, tan sólo muestran una manera de hacerlas, pero que con toda probabilidad alguno de ustedes las habrá visto elaborar de maneras un tanto distintas o con algún ingrediente de más o de menos. Y esto es así, porque la cocina, tanto tradicional como contemporánea, es tan rica en matices como en personas que la cocinan. Y en eso esta la gracia, en que cada uno de nosotros aportemos nuestro grano de arena a cada receta. Que las disfruten.

Gazpacho andaluz

Tiempo de preparación: 20 minutos (opcional 24 horas de maceración)

Lavar bien las verduras y cortarlas en trozos grandes. Depositarlas en un recipiente alto de plástico y aliñarlas con el aceite, el vinagre, la sal y el comino. Añadir las rebanadas de pan troceadas y rociar todo con el agua. Si deseamos macerar el conjunto, reservar así durante 24 horas en el frigorífico.

A continuación triturar con un túrmix o Thermomix hasta licuarlo por completo. Debe quedar de una consistencia semiacuosa, pero no demasiado líquida. Rectificar de sal y colar si hace falta. Servir acompañado de dados de pan tostado y de las mismas verduras cortadas finas.

Ingredientes
- 500 g de tomate maduro
- 200 g de pimiento rojo
- 150 g de cebolla roja
- 200 g de pepino
- 1 diente de ajo
- 3 rebanadas de pan seco
- 1 taza de aceite de oliva
- 1/2 taza de vinagre
- comino
- sal
- 1 litro de agua

Dificultad: ★

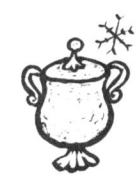

Sugerencias

El sabor de cada verdura puede gustar más o menos, por consiguiente, podemos aumentar o reducir la cantidad de alguna de ellas, a nuestro gusto personal.

La guarnición que se presenta en esta receta es la tradicional, pero podemos cambiarla por unas gambas picadas, un poco de huevo duro troceado, hierbas aromáticas picadas, otras verduras, etcétera.

La consistencia puede adaptarse al gusto de cada uno añadiendo o sacando agua a la receta. O bien con alguna rebanada de pan de más o de menos.

Ajo blanco con uvas y pasas

Tiempo de preparación: 30 minutos

Majar en un mortero los dientes de ajo y las almendras con la sal, humedeciéndolas un poco para que las almendras no suelten el aceite, hasta obtener una pasta fina. Agregar al majado la miga de pan, previamente remojada en agua fría, y afinar la pasta.

Ir añadiendo el aceite poco a poco, como si de una mayonesa se tratara, mientras removemos enérgicamente. A continuación añadir sin tantas precauciones el vinagre y seguidamente el agua hasta obtener la densidad deseada.

Pasar por un chino presionando con un cucharón. Servir bien fría y acompañada con las uvas peladas y sin pepitas y las pasas remojadas en agua durante 10 minutos.

Ingredientes
- 1 litro de agua
- 250 g de miga de pan blanco
- 1/2 vaso de aceite de oliva
- 1/4 de vaso de vinagre de vino
- 100 g de almendras crudas peladas
- 3 dientes de ajo
- 150 g de uvas
- 50 g de pasas
- sal

Dificultad: *

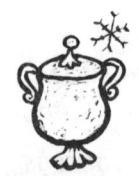

Sugerencias

Podemos realizar el majado y licuado con algún aparato apropiado para estos usos, pero pierde en textura.

Le acompaña muy bien cualquier fruta no muy dulce, por ejemplo, la manzana o el melón.

Puede también servirse templada.

Esta receta se utiliza más en la parte de Andalucía. En Extremadura se prepara un ajo blanco que se diferencia por estar espesado también con yemas de huevo cocido.

Vichysoisse

Tiempo de preparación: 15 minutos **Tiempo de cocción:** 45 minutos

Lavar los puerros y desechar su parte más verde. Cortarlos en juliana. Cortar del mismo modo las cebollas peladas. En una cazuela con mantequilla y aceite cocer a fuego lento y tapado, la cebolla y el puerro, sin que lleguen a coger color, durante 15 minutos. Añadir la patata pelada y troceada y rehogar 5 minutos más.

Seguidamente añadir el caldo de pollo y salar. Dejar hervir moderadamente durante 25 minutos hasta que la patata esté bien cocida. Triturar con el túrmix y colar por el chino. Si nos queda demasiado espesa añadir más caldo de pollo.

Una vez colada puede añadirse un chorro de nata líquida para refinar la consistencia y el sabor.

Ingredientes
- 500 g de puerro
- 150 g de cebolla
- 250 g de patata
- 50 g de mantequilla
- 1/4 de vaso de aceite de oliva
- 3/4 de litro de caldo de pollo
- 1/2 vaso de nata líquida (opcional)
- sal

Dificultad: ★

Sugerencias

La vichysoisse *puede servirse tanto en caliente como en frío, siendo de esta última manera más apta para añadirle la nata líquida.*

Entre las guarniciones más adecuadas para esta crema están los picatostes, en sus múltiples tipos, como los de ajo.

A pesar de ser una receta de nuestro país vecino, Francia, su larga estancia en nuestro recetario ha hecho que la conozcamos como si fuera nuestra.

Salmorejo cordobés

Tiempo de preparación: 60 minutos

Dejar el pan en remojo durante 1 hora en vinagre y agua. Majar en un mortero los ajos y el pimentón. Agregar la miga de pan escurrida, el aceite en chorro fino y, sin dejar de remover, algo de agua. Debe quedar una consistencia cremosa espesa.

Triturar los tomates con el túrmix y añadir el majado. Pasar presionando por el colador chino y rectificar de sal.

Hervir los huevos durante 10 minutos. Enfriarlos, pelarlos y picar por separado la yema y la clara. Servir en cuencos y decorar la superficie con juliana de jamón, el huevo picado y perejil picado.

Ingredientes
- 1 kg de tomates rojos y maduros
- 200 g de pan blanco duro
- 100 g de jamón serrano
- 3 huevos
- 3 dientes de ajo
- 3/4 de vaso de aceite de oliva
- perejil
- vinagre
- pimentón rojo
- sal
- agua

Dificultad: ★

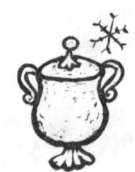

Sugerencias
Podemos optar por picar a cuchillo los tomates, en lugar de triturarlos. Si lo hacemos de esta manera no deberemos colarlo y obtendremos una textura más granulada.

Crema de puerros y bacalao

Tiempo de preparación: 25 minutos (más el desalado del bacalao) **Tiempo de cocción:** 50 minutos

Lavar los puerros, desechar su parte más verde y cortarlos en rodajas. En una cazuela con la mitad del aceite, sofreír los ajos en láminas; a continuación añadir el puerro y cocerlo a fuego lento y tapado, sin que llegue a coger color, durante 25 minutos. Añadir la patata pelada y troceada y el perejil picado y rehogar 5 minutos más. Añadir el vino y dejar reducir a la mitad.

Seguidamente añadir el caldo de bacalao y salar con moderación. Dejar hervir a fuego suave durante 20 minutos hasta que la patata esté bien cocida. Triturar con el túrmix y colar por el chino. Si nos queda demasiado espesa añadir más caldo.

Desmigar el bacalao ya desalado y en su punto de sal, y añadirlo en el plato en el último momento. Decorar con perejil picado.

Sugerencias

Si no disponemos de suficientes espinas y restos de bacalao salado, podemos pedir al pescadero unas cabezas de abadejo, o bien unas pieles y espinas de bacalao seco.

Ingredientes
- 600 g de puerro
- 200 g de bacalao desalado (rosario)
- 3 dientes de ajo
- 3/4 de litro de caldo de pescado (elaboración A) (con las puntas, espinas y piel del bacalao)
- 1/2 vaso de vino blanco
- 1 ramillete de perejil
- 1/3 vaso de aceite de oliva
- 200 g de patatas

Dificultad: ★

Sopa de tomillo y ajo refrito

Tiempo de preparación: 15 minutos **Tiempo de cocción:** 15 minutos

Freír en una sartén los ajos en láminas finas hasta que cojan color tostado, añadir el pimentón, las hojas del tomillo y el pan cortado finamente; rehogar bien para que el pan absorba el aceite y el pimentón.

Añadir el agua y arrancar el hervor. Batir los huevos y añadirlos al final mientras removemos con el batidor, a fin de que el huevo quede hilado. Rectificar de sal y servir.

Ingredientes
- 6 dientes de ajo
- 1 ramillete de tomillo fresco
- 1/4 de vaso de aceite de oliva
- 400 g de pan blanco del día anterior
- 1 litro de agua
- 2 huevos
- 2 cucharadas de pimentón
- sal

Dificultad: *

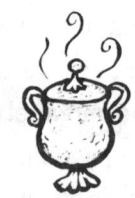

Sugerencias

Esta es tan sólo una de las muchas sopas de ajo que se elaboran en nuestro país. Con el mismo procedimiento y cambiando el tomillo y el pimentón por otros aromatizantes, conseguiremos muchas variantes.

Si queremos sopas de ajo con más cuerpo, podemos regarlas con algún caldo básico en lugar de agua.

Estas sopas también se prestan a ser guarnecidas con derivados del cerdo, tipo embutidos o panceta, etcétera.

Podemos sustituir el tomillo fresco por seco, teniendo en cuenta que este último da un sabor más pronunciado.

Sopa del Teide

Tiempo de preparación: 20 minutos **Tiempo de cocción:** 50 minutos

Pelar y picar los ajos y las cebollas. Escaldar los tomates en agua hirviendo durante 20 segundos, enfriarlos y pelarlos, retirar las pepitas y cortarlos en dados. En una cacerola con aceite hacer un sofrito dorando primero bien el ajo, y seguidamente la cebolla, que dejaremos dorar a fuego moderado, y finalmente el tomate, que coceremos durante 20 minutos.

En una olla se coloca el agua con el sofrito, el zumo del cuarto de limón y sal. Arrancar el hervor y añadir el arroz. Dejar cocer 15 minutos y luego reposar otros 15 más. Servir.

Ingredientes
- 200 g de arroz
- 1 litro y 1/2 de agua
- 6 dientes de ajo
- 4 tomates maduros
- 2 cebollas medianas
- 1/4 de limón
- 1/4 de vaso de aceite de oliva
- sal

Dificultad: ★

Elzekaria (sopa vasca)

Tiempo de preparación: 20 minutos **Tiempo de cocción:** 1 hora 30 minutos

En una cacerola rehogar la cebolla cortada muy fina, los ajos machacados y el repollo cortado fino, todo ello salpimentado. Cuando el conjunto esté bien rehogado, se le añaden las judías blancas, en remojo desde el día anterior, y el agua caliente. Dejar cocer por espacio de 1 hora y 1/2 y a 10 minutos del final echar un chorro de vinagre.

Sugerencias

Podemos sustituir las judías por garbanzos u otra legumbre que sea de nuestro agrado.

Si la manteca de cerdo nos resulta demasiado pesada, podemos utilizar aceite de oliva.

Ingredientes
- 300 g de judías blancas
- 100 g de hojas de repollo
- 80 g de manteca de cerdo
- 2 dientes de ajo
- 2 cebollas
- 1/2 vaso de vinagre
- 4 litros de agua
- sal y pimienta

Dificultad: *

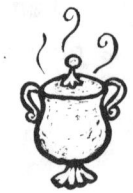

Sopas y cremas de siempre

Crema de calabaza

Tiempo de preparación: 20 minutos **Tiempo de cocción:** 1 hora

Freír en una olla los ajos en láminas finas hasta que cojan color tostado, añadir a continuación la cebolla en juliana y dejar rehogar durante 10 minutos a fuego moderado hasta que adquiera un ligero color dorado.

Pelar y retirar las pepitas de la calabaza. Trocearla en dados no muy grandes y añadirla en el sofrito. Rehogar a fuego suave durante 20 minutos. Salar el conjunto.

A continuación añadir el caldo de pollo, tapar y dejar cocer suavemente 30 minutos, hasta que la calabaza esté bien tierna.

Triturar con el túrmix o un Thermomix y colar si es necesario. Rectificar de sal.

Ingredientes
- 600 g de calabaza
- 250 g de cebolla
- 2 dientes de ajo
- 1/2 litro de caldo de pollo
- 1/4 de vaso de aceite de oliva
- sal

Dificultad: ★

Dificultad: ★

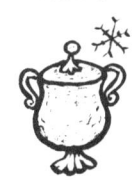

Sugerencias

La crema de calabaza puede ser tomada también en frío, pero deberemos aligerar su densidad con un poco de caldo o agua, ya que la fécula de la calabaza la cuaja en exceso en frío.

Como acompañamiento suele llevar pan frito, pero se me ocurre otra idea... ¿Por qué no reservar las pepitas, salarlas bien y tostarlas? Después se pelan y nos sirven de guarnición.

Sopa escaldada de romero con huevo y cebolla

Tiempo de preparación: 20 minutos **Tiempo de cocción:** 45 minutos

Pelar y cortar la cebolla en juliana muy fina. En una cazuela con aceite sofreír la cebolla de manera prolongada hasta que quede bien caramelizada. Escurrirla de su exceso de aceite.

Recortar la corteza del pan blanco y freír ligeramente con el aceite de sofreír la cebolla.

En la misma cazuela donde hemos cocinado la cebolla, añadir el caldo de gallina y el romero deshojado, dejar hervir el conjunto 5 minutos y tapar. Reservar bien caliente.

Poner en el plato una rebanada de pan frito con cebolla encima. Romper un huevo al lado y escaldar con el caldo de gallina colado de las hojas de romero y a punto de sal.

Ingredientes
- 400 g de cebolla roja
- 1 ramillete de romero
- 1 litro de caldo de gallina
- 4 huevos
- 4 rebanadas de pan blanco
- aceite de oliva
- sal

Dificultad: *

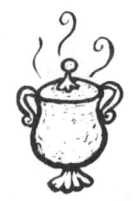

Sugerencias
Este es un método de hacer sopas en una buena parte de Cataluña, son las llamadas sopes escaldades *que consisten en cocinar el huevo en crudo en el plato, con un caldo bien caliente. Este último puede variar bastante, así como la composición de ingredientes que la guarnecen.*

Sopa de cebolla gratinada

Tiempo de preparación: 15 minutos **Tiempo de cocción:** 1 hora

Pelar y cortar la cebolla en juliana muy fina. En una cazuela con aceite, sofreír la cebolla de manera prolongada hasta que quede bien caramelizada, junto con la pimienta chafada, el tomillo y el laurel. Escurrirla de su exceso de aceite.

Añadir el caldo de ternera y el hueso de jamón a la cebolla. Dejar cocer durante 40 minutos a fuego suave y tapado.

Retirar el hueso de la sopa y probar de sal. Servirla en cuencos de barro y añadir una yema de huevo cruda dentro de cada cuenco. Depositar encima 2 tostaditas de pan untadas con ajo, y espolvorear encima el queso rallado.

Poner en el horno precalentado al máximo para gratinar el queso y servir.

Ingredientes
- 1 kg de cebolla
- 1/2 vaso de aceite de oliva
- 6 granos de pimienta
- laurel y tomillo
- 3/4 de litro de caldo de ternera
- 1 hueso pequeño de jamón
- 4 huevos
- 8 tostadas finas de pan blanco
- 1 diente de ajo
- 100 g de queso emmental rallado
- sal

Dificultad: *

Sopa de pescado

Tiempo de preparación: 20 minutos **Tiempo de cocción:** 50 minutos

En una olla con aceite, dorar durante 2 o 3 minutos, a fuego vivo, las cabezas de rape cortadas en trozos o bien el pescado de roca limpio de escamas y vísceras. Retirar el pescado y en el mismo aceite sofreír las verduras junto con la pimienta en grano, cortadas en láminas en este orden: primero el ajo, después la cebolla y el puerro, y cuando todo esté bien sofrito, añadir el tomate en dados, rehogar 5 minutos y volver a incorporar el pescado.

Añadir el vino blanco y dejar reducir casi en su totalidad. Incorporar el agua y arrancar el hervor. Bajar el fuego y dejar cocer al mínimo durante 20 minutos. Colar por un chino presionando con el cucharón.

Arrancar de nuevo el hervor y añadir un majado hecho con el pan tostado, las avellanas, las almendras, el perejil frito y las hebras de azafrán previamente secadas en el horno.

Guarnecer con la carne de pescado en dados, incorporada antes de servir, con el tiempo justo de cocerse.

Ingredientes

- 500 g de cabezas de rape o pescado de roca
- 2 dientes de ajo
- 250 g de cebolla
- 150 g de puerro
- 200 g de tomate rojo y maduro
- 250 g de carne de pescado blanco (rape, merluza...)
- 30 g de avellanas tostadas
- 30 g de almendras tostadas
- 100 g de pan tostado
- 10 hebras de azafrán
- 1 litro y 1/2 de agua
- 1/2 vaso de aceite de oliva
- 1 rama de perejil
- 1 vaso de vino blanco
- sal y pimienta en grano

Dificultad: ★★

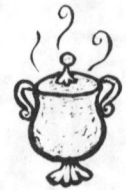

Bisqué de cangrejos con arroz

Tiempo de preparación: 20 minutos **Tiempo de cocción:** 1 hora

En una olla con aceite dorar los cangrejos durante 2 o 3 minutos a fuego vivo. Retirarlos y en el mismo aceite sofreír las verduras junto con la pimienta en grano, cortadas en láminas en este orden: primero el ajo, después la cebolla y el puerro, y cuando todo esté bien sofrito, añadir el tomate en dados, rehogar 5 minutos y volver a incorporar los cangrejos. Chafarlos con la ayuda de una mano de mortero para que suelten su jugo.

Añadir el coñac y dejar reducir casi en su totalidad. Incorporar el agua, arrancar el hervor y añadir 125 g de arroz. Bajar el fuego y dejar cocer al mínimo durante 30 minutos. Colar por un chino presionando con el cucharón.

Guarnecer con arroz blanco hervido, incorporado antes de servir, para que no se pase de cocción.

Ingredientes
- 500 g de cangrejos de playa
- 2 dientes de ajo
- 250 g de cebolla
- 150 g de puerro
- 200 g de tomate rojo y maduro
- 1 litro y 1/2 de agua
- 1/2 vaso de aceite de oliva
- 1/2 vaso de coñac
- 200 g de arroz (75 para guarnición y 125 para ligar el bisqué)
- sal y pimienta en grano

Dificultad: ★★

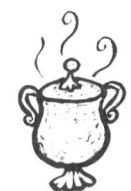

Sugerencias
Ligar con arroz es otra de las posibilidades con las que contamos. La fécula que suelta éste al cocer nos da una textura sedosa y nada pesada. Esta técnica podemos utilizarla para cremas de todo tipo.

Consomé de ave con verduras

Tiempo de preparación: 30 minutos **Tiempo de cocción:** 20 minutos

Cortar la zanahoria, la raíz de apio, el puerro y el calabacín en daditos muy finos. Escaldarlos por separado 1 hora y 15 minutos en agua hirviendo con sal (los calabacines sólo 30 segundos), escurrirlos y enfriarlos en agua fría. Cortar los champiñones y las hojas de apio en juliana. Las cebolletas y los ajos tiernos, en rodajas finas.

Escaldar los tomates en agua hirviendo, enfriarlos y pelarlos, sacar las pepitas y cortar en dados pequeños.

Poner el consomé a hervir y rectificar de sal. Añadir todas las verduras y servir.

Ingredientes
- 1,5 litros de caldo de pollo clarificado (consomé)
- 150 g de zanahoria
- 150 g de calabacín
- 150 g de raíz de apio
- 150 g de champiñones
- 150 g de puerro
- 3 cebolletas finas
- 2 ajos tiernos
- 3 tomates maduros
- 3 hojas de apio
- sal

Dificultad: ★★

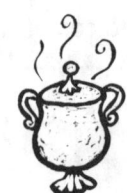

Sugerencias
Es importante que las verduras que pondremos en crudo estén cortadas bien finas, ya que deberán cocerse en su punto con el consomé caliente justo el tiempo de llevarlo de la cocina a la mesa.

En caso de no querer cortarlas tan finas podemos optar por escaldarlas previamente como hemos hecho con las primeras.

Consomé al jerez

Tiempo de preparación: 30 minutos **Tiempo de cocción:** 20 minutos

Cortar los champiñones, el apio y la judía en juliana. Escaldar en agua hirviendo durante 30 segundos, enfriar y escurrir. Picar finamente el cebollino.

En un cazo colocar una cuarta parte del consomé y cocer las verduras escaldadas durante 5 minutos. Calentar aparte el resto del consomé, poner a punto de sal y servir en cuencos. Repartir las verduras y agregar la yema de huevo cruda en cada cuenco.

Aromatizar con un chorrito de jerez y espolvorear con el cebollino picado.

Sugerencias
El jerez es uno de los olorosos más utilizados en crudo para aromatizar sopas, pero si no es de nuestro agrado, podemos utilizar vinos blancos jóvenes, que nos darán aromas más florales y suaves.

La yema de huevo se medio cuece con el calor del consomé y da una suntuosidad especial a la sopa, enriqueciéndola en sabor y textura.

Las verduras de guarnición pueden variar según el gusto de cada uno.

Ingredientes
- 1 litro y 1/2 de caldo de ternera clarificado (consomé)
- 4 huevos
- 1/2 vaso de jerez seco
- 1/4 de manojo de cebollino
- 200 g de champiñones
- 80 g de apio
- 150 g de judías verdes
- sal

Dificultad: ★★

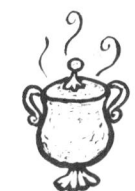

Sopa de pan con chorizo

Tiempo de preparación: 30 minutos **Tiempo de cocción:** 30 minutos

En una cazuela de barro con aceite dorar los ajos pelados y cortados en láminas, agregar el chorizo en dados, el clavo y el azafrán; sofreír ligeramente 1 o 2 minutos a fuego suave. Seguidamente añadir el pimentón y rehogarlo 10 segundos. Agregar las tostadas de pan y rociar con el caldo de gallina hirviendo.

Dejar cocer durante 15 minutos. Retirar el exceso de grasa de la superficie con un cucharón. Poner a punto de sal y echar el huevo semibatido, sin dejar de remover para que se cuaje hilado.

Sugerencias

La mayoría de sopas de pan de nuestro país funcionan de la misma manera, así que sustituyendo el chorizo por otro producto autóctono de cada zona, y con alguna verdura como la col o las berzas y también legumbres, encontramos un gran repertorio de sopas de pan.

Ingredientes
- 1 litro y 1/2 de caldo de gallina
- 150 g de chorizo de guisar
- 20 rebanadas finas de pan tostadas
- 4 dientes de ajo
- 2 clavos de olor
- 1/4 de vaso de aceite de oliva
- 1 cucharada de café de pimentón
- 6 hebras de azafrán
- 2 huevos
- sal

Dificultad: *

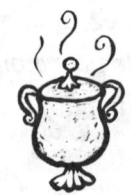

SOPAS Y CREMAS DE SIEMPRE

Sopa de ave con fideos y albóndigas

Tiempo de preparación: 30 minutos **Tiempo de cocción:** 20 minutos

Aliñar la carne picada con el ajo y el perejil picados, sal, pimienta, el huevo y la miga de pan remojada en leche y escurrida. Trabajar la carne hasta obtener una pasta homogénea. Trocear las albóndigas en un tamaño pequeño y darles forma. Enharinarlas ligeramente y en un cazo con caldo caliente, justo para cubrirlas, cocerlas a fuego moderado durante 10 minutos. Retirarlas del fuego y reservar.

Cocer la pasta dentro del resto del caldo según el grosor y tiempo de cocción y añadir de nuevo las albóndigas con su caldo los últimos 5 minutos.

Sugerencias

Conviene no hacer las albóndigas demasiado grandes para que el tiempo de cocción no se prolongue demasiado, ya que si no podrían romperse.

Podemos realizar la misma receta con pescado, cambiando el caldo de ave por un caldo de pescado (elaboración C) y la ternera y el cerdo picados por carne de pescado picada.

Ingredientes
· 2 litros de caldo de ave (pollo y gallina)
· 80 g de fideos gordos

Para las albóndigas:
· 125 g de carne de ternera picada
· 125 g de carne de cerdo picada
· 1 huevo
· 1 diente de ajo
· 1 ramita de perejil
· 50 g de miga de pan
· leche para remojar la miga
· harina para rebozar
· sal y pimienta

Dificultad: ★

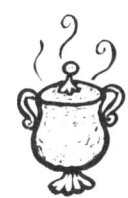

Crema de pollo con picatostes

Tiempo de preparación: 30 minutos **Tiempo de cocción:** 20 minutos

En una olla, con la mitad del aceite, dorar ligeramente las pechugas de pollo sazonadas con sal y nuez moscada. Retirarlas y reservar. Cortar las cebollas en dados medianos y rehogarlas, con la pimienta en grano, a fuego suave en el mismo aceite hasta que empiecen a tomar color.

Añadir el caldo de pollo a la cebolla y volver a incorporar las pechugas. Arrancar el hervor y dejar cocer durante 20 minutos, añadir el arroz y cocer 25 minutos más. Retirar las pechugas y cortarlas en dados para guarnecer la crema. Colar el caldo y ponerlo a punto de sal. En un cuenco, batir las yemas e incorporarles la nata líquida. Con el caldo ya colado y fuera del fuego añadir las yemas y la nata sin dejar de batir. Servir inmediatamente.

Para los picatostes, retirar la corteza del pan y cortarlo en dados de 1 cm. Poner el resto del aceite a calentar y freír el pan a fuego moderado hasta que adquiera color y quede crujiente. Escurrir sobre papel absorbente.

Ingredientes
- 2 litros de caldo de pollo
- 2 pechugas de pollo
- 200 g de cebolla
- 75 g de arroz
- 1/2 vaso de nata líquida
- 3 yemas de huevo
- 4 rebanadas de pan de molde
- 1/2 vaso de aceite de oliva
- sal y pimienta en grano
- nuez moscada

Dificultad: *

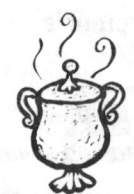

Sugerencias

Sustituir el pollo por cualquier otra ave de corral, ya sea faisán, pularda, capón, gallina, pavo, etcétera.

Si los picatostes fritos resultan excesivamente grasos, podemos optar por tostarlos al horno.

Caldo gallego

Tiempo de preparación: 30 minutos (12 horas de remojo para las judías blancas)
Tiempo de cocción: 2 horas

Dejar durante 12 horas las judías en remojo. Escurrir.

Llevar a ebullición con el agua las judías y los huesos de cerdo. Añadir la manteca y dejar cocer lentamente durante 1 hora y 1/2.

Incorporar al caldo las patatas peladas y troceadas, junto con los grelos lavados y picados. Rectificar de sal y dejar cocer todos los ingredientes.

Sugerencias
Para que el caldo espese, cocer algunas patatas y judías aparte con un poco del mismo caldo. Triturarlas e incorporar al caldo de cocción.

Ingredientes
- 200 g de judías blancas
- 2 litros de agua
- 500 g de patatas
- 300 g de huesos de cerdo del espinazo
- 50 g de manteca de cerdo
- 1 manojo de grelos y hojas de nabo
- sal

Dificultad: *

Escudella catalana

Tiempo de preparación: 30 minutos (24 horas de remojo para los garbanzos)
Tiempo de cocción: 2 horas

Poner en remojo los garbanzos en agua tibia y sal. Lavar bien la carne del caldo y ponerla en una olla con el agua, arrancar el hervor y espumar. Agregar los garbanzos y dejar cocer 1 hora y 1/2.

Aliñar las carnes picadas con el huevo, el ajo picado, el perejil, la miga de pan, sal y pimienta. Formar una bola y enharinarla bien.

Pasada la hora y media añadir la col limpia y troceada, la zanahoria y el nabo enteros, y las patatas peladas y cortadas en trozos medianos. A continuación añadir la butifarra y la *pilota*, dejar cocer 15 minutos más.

Retirar con cuidado las partes sólidas del caldo y colarlo. En este caldo hervir la pasta (los codos) y servir con dados de la *pilota*.

Sugerencias
El resto de la carne y verdura de la olla se come después de la sopa (escudella) y se llama carn d'olla.

Ingredientes
· 150 g de pasta (codos n° 1)

Para el caldo:
· 4 litros de agua
· 300 g de jarrete de ternera
· 1/4 de gallina
· 100 g de panceta fresca
· 150 g de oreja y morro de cerdo
· 1/2 pie de cerdo
· 150 g de butifarra negra
· 1 hueso de jamón
· 1 hueso de ternera
· 100 g de garbanzos secos
· 150 g de patata
· 1/2 col pequeña
· 1 nabo
· 1 zanahoria

Para la pilota:
· 100 g de magro de cerdo picado
· 50 g de tocino graso picado
· 1 huevo
· perejil
· 1 diente de ajo
· harina para rebozar
· 50 g de miga de pan

Dificultad: **

Sopa de matanza

Tiempo de preparación: 30 minutos **Tiempo de cocción:** 60 minutos

Lavar cuidadosamente todas las verduras y hortalizas y trocearlas. Cortar la carne en dados, la morcilla en rodajas y las setas en cuatro trozos. Quitar los hilos y las puntas de los tirabeques y cortarlos en dos.

Calentar aceite en una cazuela de barro y rehogar la carne. Añadir la cebolleta cortada a lo largo y dorarla. Incorporar el tomate, los ajos y, por último, el perejil picado.

Cocer a fuego lento hasta que esté bien confitado, añadir la col y rehogar bien. Incorporar las alcachofas cortadas en cuartos, los tirabeques y la coliflor, y seguir rehogando.

Incorporar las espinacas y dar un par de vueltas. Agregar las setas, regar con 1 litro de agua hirviendo, sazonar y cocer 10 minutos.

Colocar en el plato el pan con la verdura y el caldo por encima. Regar con un buen chorro de aceite de oliva crudo y servir.

Ingredientes
- 300 g de miga de pan rústico
- 2 cebolletas tiernas
- 100 g de tirabeques
- 2 tomates de colgar
- 100 g de coliflor
- 2 dientes de ajo
- 2 alcachofas
- 1 ramillete de perejil
- 1/2 repollo
- 1 manojo de espinacas
- 1 vaso de aceite de oliva
- 150 g de lomo de cerdo
- 150 g de carne magra de cerdo
- 300 g de setas variadas
- 1 morcilla
- 1 cucharada de pimentón dulce
- 1 cucharadita de pimentón picante
- sal y pimienta blanca

Dificultad: ★★

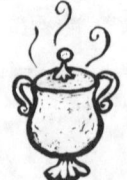

SOPAS Y CREMAS DE SIEMPRE

Sopa mallorquina

Tiempo de preparación: 30 minutos **Tiempo de cocción:** 1 hora 15 minutos

En una cazuela de barro se pone el aceite y los ajos pelados. Cuando empieza a calentarse añadir el tocino, se deja dorar y se añade la berza troceada; rehogar hasta que pierda su rigidez y añadir agua (1 litro y 1/2), los guisantes, los tomates troceados, las cebollitas trinchadas, el pimentón y la sal. Dejar hervir lentamente.

Cuando la berza está cocida, añadir el pan cortado en rebanadas finas. Rociar con aceite y dejar a fuego lento hasta que el pan absorba el líquido.

Ingredientes
- 100 g de tocino entrevetado a lonjas
- 100 g de cebollitas de platillo
- 100 g de guisantes
- 1 pieza de berza mediana
- 100 g de pan moreno
- 1/4 vaso de aceite de oliva
- 6 dientes de ajo
- 3 tomates maduros
- 1 cucharadita de pimentón
- sal

Dificultad: ★

Sopa de gallina a la madrileña

Tiempo de preparación: 30 minutos **Tiempo de cocción:** 1 hora 45 minutos

En una olla con 3 litros de agua, poner a cocer la gallina, el hueso de jamón, la zanahoria pelada, la molleja, el hígado y el puerro limpio y entero. Dejar cocer durante 1 hora y 1/2.

Recuperar los ingredientes y colar el caldo resultante por un chino. Cortar los ingredientes del caldo en daditos e incorporarlos de nuevo al caldo, dejando cocer 10 minutos más. Al cabo de 5 minutos agregar la tapioca.

Acabar la sopa con un majado de ajo, azafrán, huevo duro, perejil y hierbabuena, diluido con el vino blanco. Dejar cocer 5 minutos más.

Acompañar con picatostes de pan frito.

Ingredientes
- 1 kg de gallina
- 100 g de zanahoria
- 70 g de tapioca
- 2 huevos duros
- 1 puerro
- 1 molleja de gallina
- 1 hígado de gallina
- 6 hebras de azafrán
- 2 dientes de ajo
- 1 hueso de codillo de jamón
- 1/2 vaso de vino blanco
- 1 ramillete de perejil
- 1 ramillete de hierbabuena
- sal

Dificultad: *

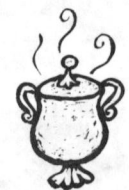

Garbure navarro

Tiempo de preparación: 10 minutos **Tiempo de cocción:** 1 hora 15 minutos

Llevar a ebullición el agua e incorporar el hueso de jamón, el lomo cortado en dados, el tocino troceado, las habas y los guisantes. Espumar y dejar cocer suavemente durante 15 minutos.

Añadir seguidamente las alubias, las salchichas enteras, y las patatas y la col troceadas. Rectificar de sal y dejar cocer lentamente 1 hora, hasta que las verduras estén bien desechas.

Trocear las salchichas ya cocidas y rectificar de sal de nuevo.

Retirar el hueso de jamón y servir.

Ingredientes
- 100 g de lomo de cerdo
- 100 g de salchichas
- 100 g de tocino
- 100 g de guisantes
- 100 g de habas sin vaina
- 150 g de alubias frescas
- 150 g de patata
- 1 col pequeña
- 1 hueso de jamón
- 2 litros de agua
- sal

Dificultad: ★

Sugerencias

Las verduras utilizadas varían según la temporada. Si no disponemos de alubias frescas, utilizar alubias secas remojadas previamente durante 12 horas, y puestas a cocer ya desde el principio con el agua fría.

Sopa valenciana con costrada

Tiempo de preparación: 20 minutos **Tiempo de cocción:** 1 hora 15 minutos

En una olla con 2 litros y 1/2 de agua, poner en marcha un caldo con el pollo, el morcillo, el hueso de tuétano y las patatas. Cocer durante 1 hora. Una vez cocido, retirar los ingredientes y trocearlos. Colar el caldo y reservar.

En una sartén con aceite sofreír las verduras en dados por este orden: cebolla, zanahoria, puerro, nabo, apio y col.

En una cazuela de barro, mezclar los ingredientes preparados con el caldo, llevar a ebullición, desgrasar y espumar. Rectificar de sal. Dejar cocer hasta que quede un poco espesa.

Montar las yemas de huevo con un poquito de agua con la ayuda de un batidor manual, al baño María o al lado del fuego, hasta que suban tres veces su volumen.

Cubrir la superficie de la sopa, con cuidado de que no se hunda, con las yemas montadas. Hornear y dejar que tome color dorado.

Servir decorado con las rodajas de tuétano, previamente cocidas durante 2 minutos en el caldo.

Ingredientes
- 1 pechuga de pollo
- 200 g de morcillo de vaca
- 2 huesos de tuétano
- 4 rodajas de tuétano
- 1 hueso de codillo de jamón
- 4 yemas de huevo
- 2 patatas medianas
- 1 zanahoria
- 1 puerro
- 1 nabo
- 1 hoja de apio
- 1 cebolla
- 1/2 col pequeña
- 1/2 vaso de aceite de oliva
- sal

Dificultad: ★★

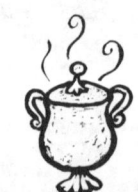

Sopas y cremas originales

Con las bases de la cocina tradicional en una mano y la imaginación en la otra, el cocinero/-a tiene a su alcance una extensa base de datos, que le sirven para realizar múltiples combinaciones técnicas y para obtener nuevas recetas.

A la hora de buscar una nueva receta, conviene tener presente el paladar mental, es decir la capacidad de saber qué sabores pueden ligar entre sí, si armonizan o no entre ellos, y esto lo sabemos a través de años de comer, cocinar y leer. Conviene acentuar este sentido para evitarnos sorpresas de última hora y para eliminar rápidamente aquellas ideas que de entrada ya no nos parecen correctas y de este modo agilizar el proceso de creación. Una vez tenemos la idea clara, conviene hacer unas pruebas para cerciorarnos de que es factible y bueno, ya que no vamos a utilizar a nuestros comensales de conejillos de indias. No obstante, en el momento de cocinar una receta, debe haber un pequeño lugar para la improvisación, para la magia del momento, donde nuestra cabeza nos dice: «... cambia esto... o lo otro» y conseguir un resultado aún más sorprendente.

De este tipo de ejercicios mentales surgen recetas dinámicas y divertidas como las que les presento a continuación. Recetas donde jugaremos con las temperaturas y las texturas, haremos malabares culinarios e intentaremos sorprender a nuestros comensales. Que se diviertan.

SOPAS Y CREMAS ORIGINALES

Sopa agria de zanahoria y naranja

Tiempo de preparación: 40 minutos

Lavar las zanahorias y reservar 300 g. El resto pasarlas por la licuadora de frutas para obtener su zumo. Hacer zumo de 3 naranjas y de los limones y mezclar con la zanahoria. Colocar los zumos con el vinagre y el aceite en un vaso licuador o un bote para túrmix y emulsionarlo. Rectificar de sal.

Batir ligeramente la crema doble y aliñarla con sal, pimienta y curry. Pelar y rallar las zanahorias que hemos reservado. Limpiar los canónigos. Colocar la sopa en el plato, guarnecer con dados de naranja pelada sin la parte blanca y añadir encima una cucharada de crema al curry; amontonar encima zanahoria rallada y las hojas del canónigo.

Ingredientes
- 2 kg de zanahorias
- 5 naranjas de zumo
- 2 limones
- 150 g de crema doble
- 1 manojo de canónigos
- 1/4 de vaso de aceite de oliva virgen
- 1/4 de vaso de vinagre de vino
- sal y pimienta
- curry

Dificultad: *

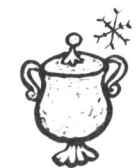

Sugerencias
Pueden sustituir la crema doble por nata líquida semimontada y yogur. El punto de agridulce que nos da el vinagre se puede variar según el gusto de cada uno.

Sopa de coco con arroz salvaje inflado y zanahoria

Tiempo de preparación: 20 minutos (más una noche de maceración) **Tiempo de cocción:** 5 minutos

Dejar macerar toda la noche la leche de coco con el coco rallado, la zanahoria pelada y a finas rodajas y el aceite virgen. Triturar hasta obtener una textura fina y salpimentar. En un vaso licuador o con el túrmix montar ligeramente las yemas de huevo y agregar la sopa colada. Emulsionar y añadir la nata líquida. Rectificar de sal.

En un cazo calentar el aceite de girasol, colocar el arroz salvaje en pequeñas partes dentro de un colador de malla fina y sumergirlo intermitentemente en el aceite hasta que los granos de arroz se abran y se inflen. Escurrirlo sobre papel absorbente y sazonar con sal y canela en polvo.

Servir la sopa en un cuenco y los granos de arroz salvaje inflados, aparte.

Ingredientes
- 2 latas de leche de coco
- 50 g de coco rallado
- 4 zanahorias
- 2 yemas de huevo
- 1/4 de vaso de aceite virgen
- 50 g de arroz salvaje
- canela en polvo
- 1/2 vaso de aceite de girasol
- 1/4 de litro de nata líquida
- sal y pimienta

Dificultad: ★★

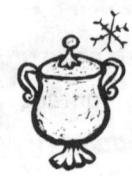

Gazpacho de papaya

Tiempo de preparación: 40 minutos (más maceración)

Lavar bien las verduras y cortarlas en trozos grandes. Pelar la papaya y retirar sus semillas, trocearla y depositarla junto con las verduras en un recipiente alto de plástico y aliñarlas con el aceite, el vinagre de Módena, la sal y el anís estrellado. Añadir las rebanadas de pan troceadas y cubrir todo con el agua. Si deseamos macerar el conjunto, conservarlo así durante 24 horas en el frigorífico.

A continuación triturar con un túrmix o Thermomix hasta licuarlo por completo. Debe quedar de una consistencia semiacuosa, pero no demasiado líquida. Rectificar de sal y colar si hace falta. Servir acompañado de dados de papaya, de pan tostado y de cebollino picado.

Ingredientes
- 500 g de papaya
- 200 g de pimiento rojo
- 1 manojo de cebollino
- 200 g de pepino
- 3 rebanadas de pan seco
- 1 taza de aceite de oliva
- 1/2 taza de vinagre de Módena
- anís verde en grano
- sal
- 1 litro de agua

Dificultad: ★

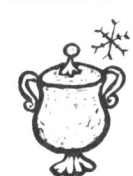

Sugerencias

Esta receta es una variante del gazpacho tradicional en la que hemos sustituido el tomate que es ácido y dulce por una fruta de las mismas características. Y la cebolla y el ajo que podrían ensombrecer el aroma de la papaya se han sustituido por cebollino picado.

Crema de calabaza con yogur

Tiempo de preparación: 30 minutos **Tiempo de cocción:** 1 hora 15 minutos

Cortar la calabaza en trozos grandes y envolverlos en papel de aluminio. Asarla en el horno moderado durante 1 hora hasta que esté bien tierna. Retirar la piel y triturarla junto con los yogures y el caldo de verduras. Colar si es necesario y rectificar de sal y pimienta.

Cortar el bacon en juliana fina y freírlo en aceite a temperatura media, hasta que quede crujiente, sin dejar de removerlo. Escurrirlo sobre papel absorbente. Retirar la corteza del pan de molde y cortarlo en dados. Picar los ajos pelados y el perejil. En una sartén con aceite dorar ligeramente los ajos y añadir el perejil picado ya fuera del fuego. Colocar el pan en una fuente de horno y rociarlo con el aceite de ajo y perejil. Tostar en el horno hasta que tome color dorado.

Servir la crema a temperatura ambiente y servir aparte los costrones de pan de ajo y perejil y el crujiente de bacon.

Ingredientes
- 750 g de calabaza
- 2 yogures naturales
- 1/4 de litro de caldo de verduras
- 150 g de bacon curado
- 4 rebanadas de pan de molde
- 2 dientes de ajo
- 1 ramillete de perejil
- aceite de oliva
- sal y pimienta

Dificultad: ★★

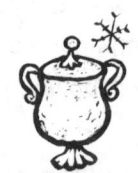

Sugerencias
La técnica de asar la verdura en lugar de hervirla es otra alternativa para confeccionar cremas de verduras. Nos da una crema más brillante y un sabor más intenso.

Crema de puerros, queso fresco y almendras tiernas

Tiempo de preparación: 40 minutos **Tiempo de cocción:** 60 minutos

Limpiar y lavar los puerros. Pelar las patatas y cortarlas en rodajas finas. En una cacerola con la mantequilla fundida rehogar sin que tomen color los puerros cortados en rodajas. Una vez estén blandos añadir la patata, rehogar 5 minutos y cubrir con el caldo vegetal. Dejar cocer 30 minutos hasta que la patata se deshaga y triturar hasta conseguir una crema fina y homogénea. Dejar enfriar a temperatura ambiente.

Una vez está fría añadir el *mousse* de queso fresco y remover con movimientos envolventes para que quede una crema esponjosa. Servir en cuencos y refrigerar.

Deshojar la albahaca y triturar sus hojas con el aceite de oliva y el ajo tierno, previamente escaldado. Pelar las almendras tiernas, escaldándolas previamente con agua. Servir la crema con las almendras por encima y aliñada con el aceite de albahaca y ajo tierno.

Ingredientes
- 1 kg de puerros sin hoja
- 50 g de mantequilla
- 1 patata grande
- 1 litro de caldo de verduras
- 2 tarros de *mousse* de queso fresco
- 100 g de almendras tiernas
- 1 ramillete de albahaca
- 1/4 de taza de aceite de oliva virgen
- 1 ajo tierno
- sal y pimienta

Dificultad: ★★

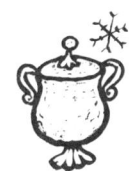

Crema de hinojo con caballa marinada

Tiempo de preparación: 40 minutos **Tiempo de cocción:** 1 hora 20 minutos

Envolver los bulbos de hinojo salpimentados en papel de aluminio y asarlos en el horno a 150° C durante 45 minutos o hasta que estén tiernos. En una cazuela con la mitad del aceite rehogar las cebolletas sin que tomen color durante 10 o 15 minutos. Añadir los bulbos troceados y agregar el caldo de setas. Dejar hervir suavemente 15 minutos más. Triturar y colar la crema. Rectificar de sal.

Limpiar la caballa de sus vísceras y separar los dos filetes, pulirlos de espinas y colocarlos en una fuente con la piel boca abajo. Mezclar la sal gorda con la pimienta, el azúcar y las bayas de enebro picadas. Cubrir con este preparado los filetes de caballa y dejar curar durante 2 horas. Retirar de la curación, lavar y secar los filetes. Colocarlos en un recipiente y cubrirlo con el resto del aceite con el eneldo picado. Dejar marinar durante 12 horas.

Lavar y escoger las hojas más tiernas de la escarola. Pelar y cortar la chalota en aros finos. Cortar las colmenillas en cuartos y saltearlas en aceite. En el centro del plato montar una ensalada con la escarola, los aros de chalota y las colmenillas. Colocar encima la caballa escalopada y aliñar con el aceite de marinarlas. Servir la crema a temperatura ambiente en una jarra, ya en la mesa.

Ingredientes
- 3 bulbos de hinojo
- 3 cebolletas
- 1 litro de caldo de setas
- 100 g de colmenillas frescas
- 1 caballa de 300 g
- 200 g de sal gorda
- 125 g de azúcar
- 2 g de pimienta
- 3 bayas de enebro
- 1 ramillete de eneldo fresco
- 1/2 vaso de aceite de oliva
- 1 hoja de escarola *frisée*
- 1 chalota
- sal

Dificultad: ★★★

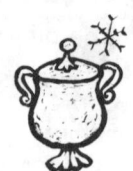

Crema de bróculi con atún fresco y mango

Tiempo de preparación: 40 minutos **Tiempo de cocción:** 15 minutos

Cortar el bróculi en ramilletes y ponerlo a hervir en agua salada durante 5 minutos. Escurrirlo y refrescarlo en agua con hielo. Colocarlo en un vaso licuador con el yogur y la mitad del aceite de oliva virgen, sazonarlo y triturarlo hasta obtener una crema fina. Colar si es necesario.

En una sartén con poco aceite, dorar por todos los lados el atún salpimentado, dejándolo crudo en su interior. Escalopar el taco de atún en láminas de 1/2 cm de grosor.

Pelar el mango y cortarlo en juliana fina. Limpiar y lavar la cebolleta y cortarla en rodajas finas. Triturar la menta limón con el resto de aceite virgen. Colocar en el centro del plato 3 láminas de atún superpuestas, colocar encima la juliana de mango, después la cebolleta y aliñar el conjunto con el aceite de menta limón. Servir la crema alrededor del atún.

Ingredientes
- 2 piezas de bróculi
- 1 yogur natural
- 1/4 de vaso de aceite de oliva virgen
- aceite de oliva
- 1 taco de 200 g de atún fresco
- 1/2 mango
- 1 cebolleta
- 1/4 de manojo de menta limón
- sal y pimienta

Dificultad: ★★★

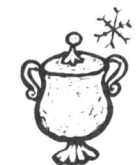

Crema ligera de alubias con brandada de bacalao a las hierbas

Tiempo de preparación: 20 minutos **Tiempo de cocción:** 30 minutos

Llevar el caldo a ebullición y añadir las alubias cocidas. Dejar cocer a fuego lento durante 10 minutos. Verter el caldo con las alubias en un vaso de batidora y triturar. Debemos conseguir una crema ligera, no muy espesa.

Laminar los ajos pelados y sofreírlos en un cazo con el aceite de oliva a fuego muy lento durante 5 minutos. Desmigar el bacalao desalado y añadirlo al cazo, dejando confitar 5 minutos más. Con el fuego apagado pero encima del fogón, triturar con la batidora. Incorporar las hierbas picadas (reservar unas pocas) y, muy lentamente, el aceite virgen, hasta conseguir una emulsión compacta.

Servir la crema acompañada de una buena cucharada de brandada y espolvoreada de hierbas picadas.

Sugerencias

Podemos utilizar otras legumbres como los garbanzos y las lentejas, y nos quedarán también en perfecta armonía con el bacalao.

Ingredientes

- 200 g de alubias cocidas
- 1 litro de caldo de bacalao (elaboración B)
- 200 g de bacalao desalado
- 3 dientes de ajo
- 3 cucharadas de aceite de oliva
- 1/4 de vaso de aceite virgen
- 1 cucharadita de perifollo picado
- 1 cucharadita de cebollino picado
- 1 cucharadita de estragón picado
- sal

Dificultad: ★★

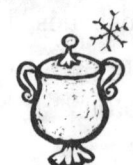

Crema de hortalizas asadas con anchoas

Tiempo de preparación: 40 minutos **Tiempo de cocción:** 1 hora 30 minutos

Colocar las berenjenas, el pimiento, los tomates y las cebollas (las cebollas envueltas en papel de aluminio) en una fuente de horno. Rociarlas con aceite y salpimentarlas. Asar en el horno a 180º C, durante 30 minutos, los pimientos y los tomates, 45 minutos para las berenjenas y 1 hora y 1/2 las cebollas.

Pelar los tomates y los pimientos y retirar sus semillas. Pelar la berenjena y la cebolla. Colocar todas las verduras en el vaso batidor con el caldo de verduras y licuar hasta obtener una crema fina y homogénea.

Tostar las rebanadas de pan y frotarlas con ajo. Servir la crema a temperatura ambiente y colocar encima las rebanadas con ajo, las anchoas y las aceitunas picadas y condimentadas con el perejil picado. Aliñar la crema con un chorrito de aceite virgen.

Ingredientes
- 3 pimientos rojos
- 2 cebollas
- 1 berenjena grande
- 4 tomates maduros
- 1/3 de litro de caldo de verduras
- 1/2 vaso de aceite de oliva
- 12 filetes de anchoa
- sal y pimienta
- aceite virgen
- 1 ramillete de perejil
- 12 rebanadas finas de pan blanco
- 1 diente de ajo
- 50 g de aceitunas negras sin hueso

Dificultad: ★

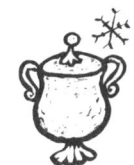

Sugerencias
Podemos acompañarla también con unas virutas de jamón y unas patatas chips.

Crema de pera con codornices en escabeche de soja

Tiempo de preparación: 40 minutos **Tiempo de cocción:** 35 minutos

Pelar las peras y quitarles el corazón. Cortarlas en cuartos y rehogarlas en un cazo con mantequilla fundida, a fuego lento hasta que cojan color. Espolvorear por encima el azúcar y dejar caramelizar unos segundos. Cubrir con el caldo de ave y dejar cocer 30 minutos. Licuar las peras y colar. Rectificar de sal y condimentar con nuez moscada. Refrigerar la crema.

En una sartén con un poco de aceite rehogar los ajos tiernos y la cebolleta cortados en finas rodajas. Añadir el vinagre y la salsa de soja y dejar reducir a la mitad. Agregar el resto de aceite y colocar las pechugas de codorniz sin piel a escabechar a fuego muy lento durante 5 minutos. Retirar las pechugas y escaloparlas. Escurrir bien la cebolleta y los ajos tiernos.

Servir la crema y colocar encima las pechugas escalopadas; poner encima de éstas un poco de cebolleta y ajo tierno y aliñar la crema con un chorrito del escabeche.

Ingredientes
- 4 peras
- 50 g de azúcar
- 50 g de mantequilla
- 1 litro de caldo de ave
- nuez moscada
- 8 pechugas de codorniz
- 2 cebolletas
- 3 ajos tiernos
- 1/4 de vaso de vinagre de Módena
- 2 cucharadas de salsa de soja
- 1/4 de vaso de aceite de oliva

Dificultad: ★★

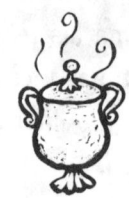

Sopa de ajo con pan, negrillas y tomillo

Tiempo de preparación: 30 minutos **Tiempo de cocción:** 40 minutos

En una cazuela con el aceite frío añadir los ajos en láminas y rehogar a fuego lento hasta que se doren. Agregar las rebanadas de pan y rehogarlas 5 minutos mientras las troceamos con la espátula. Añadir las negrillas limpias y el ramillete de tomillo. Dejar cocer las setas durante 10 minutos y añadir el caldo de setas hirviendo. Dejar cocer 15 minutos, retirar el tomillo y triturar. Rectificar de sal.

En una cacerola con 4 dedos de agua y un chorro de vinagre, casi a punto de ebullición, romper los huevos dentro cociéndolos durante 6 minutos y dejando la yema semicruda.

Antes de servir, calentar la sopa y agregar las hojas de espinaca cortadas en tiras y dejar cocer 1 minuto. Servir la crema y guarnecerla con el huevo pochado.

Ingredientes
- 1 litro de caldo de setas
- 8 dientes de ajo
- 8 rebanadas de pan integral tostado
- 250 g de negrillas
- 1 ramillete de tomillo fresco
- 1/4 de vaso de aceite de oliva
- 4 huevos
- 100 g de espinacas frescas
- vinagre blanco
- sal

Dificultad: ★

Sugerencias

A partir de una receta tradicional de sopa de ajo, la hemos enriquecido con setas y caldo de éstas. Además, con la utilización de pan tostado conseguimos una sopa menos grasa, ya que éste absorbe menos y podemos retirar el exceso de grasa, si es necesario, de la superficie del caldo antes de triturarlo.

Consomé de setas con ñoquis de boniato

Tiempo de preparación: 1 hora 15 minutos **Tiempo de cocción:** 50 minutos

Colocar los boniatos en una fuente de horno, y asarlos a 160° C durante 45 minutos hasta que estén bien blandos. Partirlos por la mitad y con la ayuda de una cuchara retirar la pulpa. Pasarla por un cedazo para obtener un puré fino. Calentar este puré durante 5 o 10 minutos en un cazo a fuego lento y sin dejar de remover para evaporar el exceso de humedad. Retirar del fuego y añadir la mantequilla. Mezclar hasta que funda. Amasar la harina con la yema y la pimienta hasta obtener una masa lisa y agregarla, mientras lo trabajamos, al puré de boniato. Debemos conseguir una masa lisa y suave, que podamos trabajar con las manos sin que se nos pegue.

Formar discos delgados de 3 cm de diámetro con esta masa y con la ayuda de un tenedor hacer muescas en su perímetro, enrollar por dos puntas y redondearlos. Cocerlos en agua hirviendo con sal hasta que suban a la superficie. Escurrirlos y colocarlos en el plato. Servir el consomé de setas caliente y a punto de sal y con hojitas de tomillo fresco por encima de los ñoquis.

Ingredientes
- 1 litro y 1/2 de caldo de setas clarificado
- 600 g de boniato
- 30 g de mantequilla
- 125 g de harina
- 1 yema de huevo
- 100 g de parmesano
- 1 ramillete de tomillo fresco
- sal y pimienta

Dificultad: ★★★

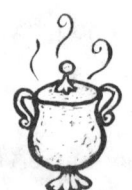

Sugerencias

Podemos realizar los ñoquis con otras hortalizas como la patata o la calabaza. Siempre partiendo de un puré con la mínima humedad posible. Bastará con jugar con la cantidad de harina para obtener una masa que no se pegue.

Para conseguir un puré duro, si no es suficiente con la evaporación de su agua podemos añadirle copos de patata liofilizada hasta obtener la consistencia deseada.

Consomé de verduras con raviolis de ricotta

Tiempo de preparación: 1 hora 30 minutos **Tiempo de cocción:** 2 minutos

En un cuenco trabajar la ricotta con las yemas de huevo hasta obtener una masa fina y compacta. Condimentarla con pimienta. Escaldar 2 segundos las hojas de albahaca en agua hirviendo y refrescarlas en agua fría con hielo. Escurrirlas y secarlas con cuidado con un paño. Formar bolas del tamaño de una aceituna con la ricotta, envolverlas con las hojas de albahaca y aplastarlas un poco.

En un cuenco colocar la harina en forma de volcán y agregar en el centro el huevo, la sal y el aceite. Amasar hasta conseguir una masa fina y elástica. Envolverla en un paño limpio y dejarla reposar en el refrigerador durante 2 horas. Con la ayuda de un rodillo estirar la masa sobre la mesa enharinada, hasta conseguir 1/2 mm de grosor. Cortar 2 rectángulos de 24 × 8 cm. Colocar 6 bolas de queso y albahaca centradas en la parte inferior del lado largo de cada rectángulo y separadas entre sí 4 cm, partiendo a 2 cm del borde. Con la ayuda de un pincel, pintar con agua los alrededores de las bolas. Cubrir las bolas con la parte superior del rectángulo y con los dedos ayudar a que se pegue una capa con la otra. Cortar los 6 raviolis y repetir la operación con el otro rectángulo.

Ingredientes
- 1 litro y 1/2 de caldo de verduras clarificado
- 200 g de queso ricotta
- 2 yemas de huevo
- 12 hojas grandes de albahaca
- sal y pimienta
- sésamo tostado

Para la pasta fresca:
- 100 g de harina
- 1 huevo
- 1 cucharada de aceite
- 1 pellizco de sal

Dificultad: ★★★

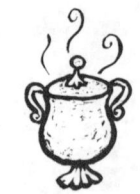

SOPAS Y CREMAS ORIGINALES

Cocer los raviolis en agua hirviendo con sal durante 2 minutos y colocarlos en el plato bien escurridos. Espolvorearlos con el sésamo tostado y servir el consomé de verduras caliente en su punto de sal en una sopera aparte.

Sopa de limón, tomate seco y salmón curado

Tiempo de preparación: 30 minutos (más 12 horas de curación y maceración)
Tiempo de cocción: 1 hora 45 minutos

Pelar los limones y cortarlos en rodajas. Reservar la piel de medio limón. En una cacerola derretir la mantequilla y rehogar ligeramente las rodajas de limón durante 2 minutos. Agregar el caldo de verduras caliente y dejar cocer durante 5 minutos. Diluir la fécula de arroz en un poco de agua fría y añadirla a la sopa en ebullición sin dejar de remover con un batidor. Bajar el fuego al mínimo y dejar cocer la fécula durante 12 minutos. Sazonar y colar. Retirar la parte blanca de la piel de limón que hemos reservado y escaldarla tres veces en agua hirviendo. Picarla finamente y reservar.

Curar el salmón mezclando la sal gorda, el azúcar y la pimienta, y cubrir el taco con esta mezcla. Dejar curar en la nevera durante 12 horas. Lavar con agua el salmón y secarlo con un paño limpio. Retirar la piel del salmón y cortarlo en dados de 2 cm de lado.

Lavar los tomates y retirar su corazón. Cortarlos por la mitad y colocarlos sobre una fuente de horno. Espolvorearlos con orégano, pimienta y azúcar, y rociarlos con aceite. Introducir la fuente en el horno a 100º C y dejar cocer hasta que hayan perdido gran parte de su humedad, aproximadamente

Ingredientes
- 1 litro y 1/2 de caldo de verdura
- 2 limones
- 50 g de mantequilla
- 25 g de fécula de arroz (o maizena)
- 1 ramillete de orégano fresco
- sal

Para el salmón:
- 1 taco de salmón de 200 g (sin espinas)
- 200 g de sal gorda
- 125 g de azúcar
- 1 g de pimienta negra molida

Para los tomates:
- 6 tomates de colgar
- orégano seco en hoja
- azúcar
- pimienta negra molida
- aceite de oliva

Dificultad: ★★★

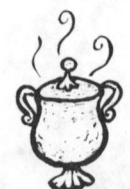

durante 1 hora y 1/2. Colocarlos seguidamente en un recipiente y cubrirlos de aceite de oliva. Dejarlos macerar 12 horas.

Servir la sopa caliente en una sopera y colocar en el plato unos dados de salmón dorados ligeramente en una sartén con poco aceite, los tomates escurridos del aceite y unas hojas de orégano fresco.

Sopa de col ahumada con lubina y chicharrones

Tiempo de preparación: 1 hora 30 minutos **Tiempo de cocción:** 50 minutos

Cortar la col en juliana y extenderla sobre una bandeja. Sazonarla con la mitad de la sal gruesa mezclada con la sal ahumada y dejarla curar 1 hora. Lavarla con agua y escurrirla bien. En una cacerola con poco aceite rehogar la cebolla en juliana sin que tome color, durante 30 minutos. Añadir la col y rehogarla 5 minutos. Cubrir con el caldo de verduras y sazonar. Dejar cocer 5 minutos y reservar.

Retirar la piel de la panceta, cortarla en tiras finas, y extenderla en otra bandeja. Cubrirla con el resto de sal gorda y pimienta y dejarla curar durante 1 hora. Retirar la sal y en una sartén con aceite de girasol a fuego lento, freír las tiras de panceta hasta que estén crujientes. Colocarlas sobre papel de cocina absorbente.

Cortar el lomo de lubina en dados medianos sin piel e introducirlos en la sopa bien caliente durante 3 minutos para que se cuezan. Servir la sopa con los chicharrones aparte.

Ingredientes
- 1 col pequeña
- 2 g de sal ahumada
- 250 g de sal gorda
- 1 litro de caldo de verduras
- 200 g de lomo de lubina
- 150 g de panceta fresca
- 2 cebollas
- 1/4 de vaso de aceite de oliva
- 1/2 vaso de aceite de girasol
- sal y pimienta

Dificultad: ★★

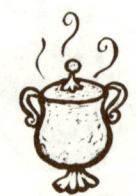

Sugerencias
La sal ahumada se suele vender en tiendas de especias o colmados con productos especiales. De no encontrarla, podemos realizar esta receta sin el

toque de ahumado y obtendremos también un buen resultado.

Podemos utilizar cualquier pescado blanco en la elaboración de esta receta.

Sopa de gambas con trigo tierno y ñoras

Tiempo de preparación: 50 minutos (más 2 horas de remojo) **Tiempo de cocción:** 45 minutos

Retirar la cabeza de las gambas y pelar las colas. En una cacerola con aceite, dorar las cabezas y pieles de gamba durante 2 minutos, añadir el caldo de verduras y dejar hervir a fuego muy lento durante 20 minutos. Colar y poner a punto de sal.

Retirar el tallo y las semillas de las ñoras y remojarlas en agua tibia durante 2 horas. Con la ayuda de un cuchillo, raspar el interior para obtener la pulpa. Mezclar ésta con 1 cucharada de aceite y reservar.

Escaldar los granos de trigo en agua hirviendo durante 2 minutos y escurrirlos. Poner a calentar 1/2 litro de agua en un cazo. En otro cazo con aceite rehogar las cebolletas limpias y cortadas en finas rodajas, sin que tomen color. Añadir el grano de trigo y la pulpa de ñora y bajar el fuego al mínimo; añadir la mitad del agua hirviendo y dejar cocer, removiendo suavemente hasta que la absorba. Agregar el resto del agua y poner a punto de sal. Dejar cocer de nuevo hasta que vuelva a absorber el agua sin dejar de remover.

En una sartén saltear ligeramente las colas de gamba sazonadas. Colocar en el plato una cucharada del trigo y colocar encima las gambas salteadas. Servir la sopa de gambas bien caliente en una sopera aparte.

Ingredientes
- 700 g de gambitas de playa
- 100 g de trigo tierno
- 12 ñoras (o pimientos choriceros)
- 4 cebolletas
- 1 litro de caldo de verduras
- 1/4 de vaso de aceite de oliva
- sal

Dificultad: ★★

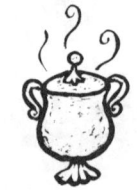

Sugerencias

El trigo tierno se puede encontrar en supermercados orientales y tiendas especializadas en cereales.

Se puede cambiar el trigo por un arroz bomba u otro cereal que nos guste.

Sopa de pimientos asados con queso brie y aceitunas

Tiempo de preparación: 20 minutos **Tiempo de cocción:** 1 hora 15 minutos

Cortar los pimientos en cuartos y asarlos por la parte de la piel en una parrilla, hasta que la piel este chamuscada. Colocarlos dentro de una bolsa de plástico y dejarlos reposar durante 10 minutos. En una cazuela con aceite rehogar los dientes de ajo laminados con la cebolla troceada durante 30 minutos a fuego lento. Añadir los tomates escaldados, pelados, sin pepitas y troceados, y dejar cocer durante 30 minutos más.

Agregar los pimientos pelados al sofrito y rehogarlos 5 minutos. Triturarlo todo con la batidora y verterlo de nuevo en la cacerola. Agregar el caldo de pollo y calentar a fuego lento 5 minutos. Salpimentar y reservar.

Cortar el queso en dados y picar las aceitunas para guarnecer la sopa.

Ingredientes
- 5 pimientos rojos
- 2 dientes de ajo
- 2 cebollas rojas
- 4 tomates maduros
- 3 vasos de caldo de pollo
- 2 cucharadas de aceite de oliva
- 100 g de aceitunas verdes sin hueso
- 100 g de queso brie
- sal y pimienta

Dificultad: ★

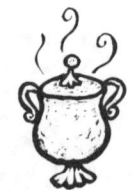

Sugerencias
Colocar el queso en el plato en el último momento para evitar que se funda en exceso o bien servirlo aparte.

Sopa de jamón con guisantes

Tiempo de preparación: 30 minutos **Tiempo de cocción:** 1 hora 15 minutos

Llevar a ebullición el caldo de pollo con el hueso de jamón y bajar el fuego al mínimo. Dejar cocer durante 1 hora y colar. Rectificar de sal.

En una cazuela con aceite, rehogar las chalotas y los ajos tiernos cortados en rodajas sin que tomen excesivo color. Añadir el jamón cortado en juliana y rehogar 1 minuto. Agregar los guisantes, rehogarlos durante 2 minutos y regarlos con caldo de pollo y jamón justo hasta que los cubra. Tapar la cazuela y dejar cocer a fuego lento durante 10 minutos hasta que los guisantes estén tiernos. Mezclar con el resto del caldo caliente, agregar las hojas de albahaca cortadas en juliana y servir.

Sugerencias
Realizar esta receta con habas tiernas o espárragos cuando es temporada, obteniendo otra buena receta.

Ingredientes
- 2 litros de caldo de pollo
- 1 hueso de jamón
- 100 g de jamón serrano
- 150 g de guisantes
- 8 ajos tiernos
- 1 ramillete de albahaca
- 3 chalotas
- 1/4 de vaso de aceite de oliva
- sal

Dificultad: ★

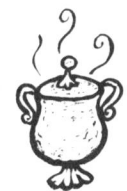

Consomé de ave con polenta y lechuga guisada

Tiempo de preparación: 30 minutos **Tiempo de cocción:** 55 minutos

Colocar en un cazo la polenta y cubrirla con el medio litro de caldo de ave hirviendo. Salpimentar y cocer a fuego lento y removiendo hasta que espese y tenga consistencia de puré muy duro. Extender sobre una bandeja una capa de 1 cm de grosor y dejar enfriar.

Lavar y cortar la lechuga en juliana. En un cazo con aceite rehogar los granos de coriandro 1 minuto, añadir la lechuga y bajar el fuego al mínimo. Tapar y dejar cocer durante 15 minutos. Salpimentar y escurrir bien de grasa y líquido.

Dorar en una sartén con aceite las pechugas de codorniz enteras, sin huesos ni piel, salpimentadas. Una vez frías, cortarlas en lonchas finas.

Cortar cuadrados de 6 × 6 cm de polenta y dorarlos en una parrilla o en una sartén con poco aceite. Disponerlos en el plato y colocar encima la lechuga guisada. Cubrir con las láminas de codorniz y servir el consomé caliente y a punto de sal alrededor.

Sugerencias

La polenta es un tipo de harina granulada, obtenida a partir de maíz amarillo o blanco. En esta ocasión hemos utilizado polenta instantánea por su rapidez de cocción, pero podemos utilizarla al natural y dejarla cocer más rato.

Ingredientes
- 1 litro de caldo de ave clarificado
- 1/4 de litro de caldo de ave
- 150 g de polenta instantánea
- 1 lechuga romana
- coriandro en grano
- 4 pechugas de codorniz
- 1/4 de vaso de aceite de oliva
- sal y pimienta

Dificultad: ★★

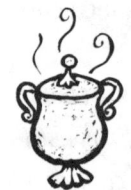

Consomé de ternera con lengua, cebolletas y alcaparras

Tiempo de preparación: 30 minutos **Tiempo de cocción:** 2 horas

Lavar la lengua en agua fría y ponerla a cocer a fuego lento en una olla con agua, cebolla, zanahoria, puerro, laurel, pimienta en grano y sal durante 2 horas. Retirarla del agua y pelarla. Desmigar la carne.

Aliñar la carne de lengua con un poco de aceite de oliva, sal y pimienta. Mezclar en ella las alcaparras y el cebollino picados. Colocar una porción de carne de lengua aliñada en el plato y poner encima rodajas finas de cebolleta cruda previamente enfriadas en agua durante 30 minutos.

Servir encima el consomé de ternera a punto de sal y bien caliente.

Ingredientes
- 1 litro y 1/2 de caldo de ternera clarificado
- 300 g de lengua de ternera
- 1/4 de cebolla
- 1 zanahoria pequeña
- 1/4 de puerro
- laurel
- pimienta en grano
- 3 cebolletas
- 1 ramillete de cebollino
- 20 g de alcaparras
- aceite de oliva
- sal y pimienta

Dificultad: **

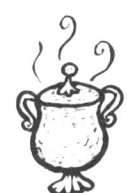

Sugerencias
La lengua es un producto un tanto delicado. Pero por la presentación de este plato podemos pasar por alto su presencia y pensar que estamos comiendo ternera desmigada, pero muy sabrosa y melosa.

Consomé de rabo de buey con pistachos y bambú

Tiempo de preparación: 1 hora **Tiempo de cocción:** 20 minutos

Elaborar un fondo de buey, sustituyendo el pecho y los huesos de la receta base por rabo de buey. Una vez colado, recuperar el rabo, retirar la carne del hueso sin desmigarla en exceso y reservarla. Clarificar el caldo y ponerlo a punto de sal. Reservarlo.

Triturar los pistachos con un chorrito de aceite hasta obtener un puré granulado. Extender un trozo de 20 × 8 cm de telilla del cerdo, previamente lavada con agua y vinagre, sobre la mesa y colocar en la parte central la carne del rabo de buey salpimentada y, en el centro de ésta, una tira de puré de pistachos. Envolver de manera que el pistacho quede centrado en el cilindro y la telilla alrededor de la carne de rabo. Enharinarlo levemente y dorarlo en aceite de girasol; escurrir sobre papel absorbente.

Dejar enfriar en la nevera hasta que coja dureza y cortar rodajas de 1 cm de grosor. Colocarlas en el plato junto a los brotes de bambú y servir el consomé bien caliente encima.

Sugerencias

El bambú se puede adquirir en algunos supermercados y en tiendas de productos orientales.

Ingredientes
- 1 litro y 1/2 de caldo de buey clarificado
- 100 g de pistachos crudos pelados
- 100 g de brotes de bambú en conserva
- 150 g de redaño o telilla de cerdo
- harina
- aceite de girasol
- sal y pimienta

Dificultad: ★★★

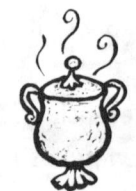

SOPAS Y CREMAS ORIGINALES

Los pistachos crudos pueden sustituirse por tostados si no los encontramos en la tienda de frutos secos.

El redaño o telilla del cerdo lo encontraremos en las tocinerías.

Crema de boniato con castañas

Tiempo de preparación: 40 minutos **Tiempo de cocción:** 1 hora

Lavar los boniatos y envolverlos en papel de aluminio. Asarlos en el horno a 150° C hasta que estén tiernos. Pelarlos y reservar su pulpa.

Cortar el jengibre, la citronella y los chiles en rodajas finas. En una sartén con aceite sofreírlos junto al comino durante 3 minutos y agregarlo a la pulpa de boniato. Añadir la mitad del caldo de verduras y la leche. Triturar con la batidora y colar si es necesario. Mezclar con el resto del caldo y rectificar de sal. Añadir el azúcar moreno y calentar de nuevo hasta que hierva, sin dejar de remover.

Pelar las pieles de las castañas en crudo. Con la ayuda de un pelador de patatas cortar virutas finas de castaña. Deshojar el cilantro. Servir la crema bien caliente y guarnecer con las hojas de cilantro y las virutas de castaña.

Sugerencias

La citronella es el tronco duro de la menta limón. Si no podemos conseguirla, se puede sustituir por unas hojas de ésta.

Ingredientes
- 1 kg de boniatos
- 10 g de jengibre fresco
- 2 cucharaditas de comino en grano
- 2 chiles rojos
- 1/4 de tronco de citronella
- 1/2 litro de caldo de verduras
- 1 vaso de leche
- 1 ramillete de cilantro
- 25 g de azúcar moreno
- 6 castañas
- aceite de oliva
- sal

Dificultad: **

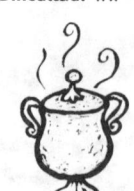

Crema de berenjenas con aceite de mostaza y queso manchego

Tiempo de preparación: 30 minutos **Tiempo de cocción:** 50 minutos

Asar las berenjenas con piel en el horno a 150º C durante 45 minutos. Pelarlas y retirar la pulpa. Triturarlas con la batidora junto con el caldo de verduras y el aceite virgen. Rectificar de sal y reservar caliente.

Mezclar con la batidora o en un mortero la mostaza con el aceite de oliva. Cortar el queso manchego en pequeños dados. Reducir el vinagre de Módena en un cazo a fuego lento hasta que adquiera una textura de jarabe. Picar el cebollino.

Servir la sopa en un cuenco, aliñarla por encima con la reducción de vinagre, el aceite de mostaza y el cebollino picado. Servir aparte los dados de queso para guarnecer.

Sugerencias

Podemos guarnecerla también con unos picatostes y unos dados de tomate pelados y sin pepitas. También se puede consumir fría.

Ingredientes
- 4 berenjenas medianas
- 1/2 litro de caldo de verduras
- 1/4 de vaso de aceite virgen
- 1/4 de vaso de aceite de oliva
- 2 cucharaditas de mostaza a la antigua
- 100 g de queso manchego curado
- 1/3 de vaso de vinagre de Módena
- 1 ramillete de cebollino
- sal

Dificultad: ★★

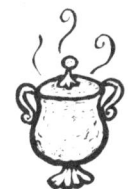

Crema de maíz con crepes al cebollino

Tiempo de preparación: 50 minutos **Tiempo de cocción:** 1 hora 15 minutos

Pelar y cortar las cebollas en juliana y rehogarlas en una cazuela con aceite durante 30 minutos. Añadir el maíz escurrido y cubrir con el caldo de pollo caliente. Dejar cocer durante 30 minutos más, agregar la crema de leche y dejar cocer otros 5 minutos. Triturar con la batidora, colar y rectificar de sal.

En un recipiente para la batidora añadir todos los ingredientes de los crepes, menos la mantequilla y el cebollino. Triturar hasta obtener una crema ligera y lisa. Derretir la mantequilla y añadirla al preparado, sin dejar de batir. Añadir el cebollino picado y mezclar. En una sartén pequeña y caliente untar ligeramente el fondo con mantequilla, agregar un poco de la masa de los crepes, la suficiente para cubrir el fondo de la sartén con una fina capa, y moverla para extenderla bien. Dejar cocer 30 segundos por cada lado. Repetir la operación para el resto de masa de los crepes. Cortarlos en juliana bien fina.

Servir la crema bien caliente con los crepes en juliana y espolvoreada con virutas de parmesano.

Ingredientes
- 400 g de maíz en lata escurridos
- 1 litro de caldo de pollo
- 1 vaso de nata líquida
- 2 cebollas
- 1/4 de vaso de aceite de oliva
- 50 g de queso parmesano en virutas
- mantequilla
- sal

Para los crepes:
- 1/4 de vaso de leche
- 75 g de harina tamizada
- 1 huevo
- 30 g de mantequilla
- 5 cucharadas de cebollino picado
- sal

Dificultad: ★★

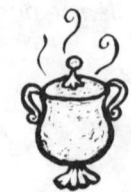

Crema de judías tiernas con jamón y ajo

Tiempo de preparación: 1 hora 30 minutos **Tiempo de cocción:** 2 minutos

Retirar las puntas y lavar las judías tiernas. Ponerlas a hervir en agua con sal y cocerlas en su punto, ni demasiado hechas ni demasiado duras. Refrescarlas en agua fría para conservar su color verde.

En un recipiente para la batidora triturarlas junto con el caldo de verduras, los ajos tiernos previamente escaldados en agua hirviendo y cortados en rodajas y el aceite virgen. Rectificar de sal y colar.

Pelar y cortar los ajos en láminas finas. En una sartén con aceite no demasiado caliente, freírlos hasta que adquieran un leve color tostado y queden crujientes. Seguidamente escurrirlas. En el mismo aceite realizar la misma operación con las lonchas de jamón hasta que queden también crujientes.

Servir la crema y aparte, los crujientes de ajo y jamón.

Ingredientes
- 500 g de judías tiernas
- 1/2 litro de caldo de verduras
- 1/4 de vaso de aceite virgen
- 1/2 vaso de aceite de girasol
- 8 lonchas pequeñas de jamón serrano
- 4 ajos tiernos
- 8 dientes de ajo
- sal

Dificultad: ★★

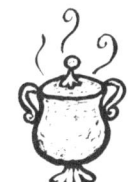

Crema de apio al curry con pollo asado

Tiempo de preparación: 30 minutos (más 24 horas de adobo) **Tiempo de cocción:** 55 minutos

Mezclar el curry con 5 cucharadas de aceite y calentar ligeramente durante 30 segundos. Aliñar con un poco de este aceite la pechuga de pollo y dejarla en adobo 24 horas.

Pelar y cortar en dados el apio. Hervirlo con leche durante 45 minutos hasta que esté bien tierno. Colarlo y reservar la leche. Triturarlo con la batidora y emulsionarlo con el resto de aceite de curry. Si la crema queda demasiado espesa, aligerarla con un poco de la leche de hervir el apio.

Salpimentar la pechuga y dorarla en una sartén con aceite. Acabar de cocerla en el horno a 160º C durante 5 o 6 minutos. Dejarla enfriar y cortarla en finas lonchas. Reservarlas. Cortar la manzana en pequeños daditos, la endibia en rodajas finas y mezclarlo. Formar pequeños bocadillos de manzana y endibia entre dos lonchas de pollo.

Servir la crema caliente y acompañarla de varios bocadillos de pollo.

Ingredientes
- 500 g de apio
- 1 litro y 1/2 de leche
- 2 cucharaditas de curry
- 1 pechuga de pollo
- 1 manzana golden
- 1 endibia
- 1/4 de vaso de aceite de oliva
- sal y pimienta

Dificultad: *

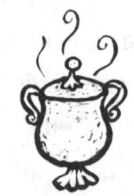

Crema de setas con requesón y vino tinto

Tiempo de preparación: 50 minutos **Tiempo de cocción:** 50 minutos

Pelar y cortar las cebollas en juliana. Pelar y cortar los ajos en láminas. Limpiar y lavar las setas. En una cazuela con aceite rehogar los ajos hasta que tomen color, añadir la cebolla y sofreírla durante 30 minutos. Agregar las setas (reservar algunas pequeñas para decorar y guarnecer) y sazonar, bajar el fuego al mínimo, tapar y dejar cocer las setas durante 15 minutos. Triturar las setas con la cebolla y el ajo, junto con el jugo que han soltado. Añadir caldo de pollo hasta obtener la consistencia deseada y rectificar de sal.

En un cazo elaborar un caramelo con el azúcar, añadir el vino tinto y dejar reducir hasta que alcance una consistencia de jarabe. Cortar el requesón en dados. Saltear las setas que hemos reservado y escurrirlas bien de aceite.

Servir la crema bien caliente acompañada por encima de los dados de requesón, las setas salteadas y regar por encima con el jarabe de vino tinto.

Ingredientes
- 1 kg de setas variadas (nízcalos, rebozuelos, negrillas, trompetas, etc.)
- 3 cebollas
- 3 dientes de ajo
- 1/3 de vaso de aceite de oliva
- 1/4 de litro de caldo de ave
- 150 g de requesón
- 1/4 de litro de vino tinto
- 50 g de azúcar
- sal

Dificultad: ★★

Sugerencias

La cantidad de caldo de pollo que habrá que incorporar a la crema dependerá del tipo de setas que utilicemos. Si son setas muy carnosas, soltarán más jugo y deberemos añadir menos caldo que si son setas más finas.

Crema de patata con papada de cerdo crujiente

Tiempo de preparación: 50 minutos (más 4 horas de curación)
Tiempo de cocción: 2 horas 45 minutos

Pelar y cortar las patatas en láminas finas como si se quisiera hacer patatas *chips*. En una cazuela con aceite rehogar las patatas durante 5 minutos. Añadir el caldo de pollo y la nata y dejar cocer hasta que las patatas se deshagan. Triturar con la batidora hasta obtener una crema ligera. Colar si es necesario y rectificar de sal.

Triturar el cebollino con el aceite de girasol hasta obtener un aceite fluido y colar.

Mezclar la sal gorda con el azúcar y el pimentón y cubrir la papada con esta mezcla. Dejarla curar durante 4 horas. Lavarla y secarla. Introducirla en una olla a presión con la mantequilla, el caldo de ternera, el ajo y la pimienta en grano. Llevarla a ebullición y bajar el fuego al mínimo. Cocerla por espacio de 2 horas y dejar enfriar con la olla tapada. Sacar la papada y secarla con un paño, retirar su piel y cortarla en 4 tacos grandes. En una sartén con poco aceite, dorar el taco de papada por los 6 lados hasta que queden crujientes.

Servir la crema y colocar en el centro del plato la papada crujiente. Aliñar el conjunto con el aceite de cebollino.

Ingredientes

- 750 g de patata
- 1/2 vaso de aceite de oliva
- 1 vaso de nata líquida
- 1/2 litro de caldo de pollo
- 1/4 de manojo de cebollino
- 1/2 vaso de aceite de girasol
- 400 g de papada de cerdo en una pieza
- 300 g de sal gorda
- 180 g de azúcar
- 5 g de pimentón dulce
- 50 g de mantequilla
- 1 litro de caldo de ternera
- 1 ramita de tomillo fresco
- 1 diente de ajo
- pimienta en grano
- sal

Dificultad: ★★

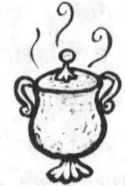

Sugerencias

Durante la cocción de la papada, el fuego debe estar muy y muy flojo para evitar que se pegue la papada en el fondo.

La patata para elaborar esta crema debe ser de una clase apta para hervir, ya que una patata de freír quedaría granulada.

Crema de garbanzos con sepia y cacahuetes

Tiempo de preparación: 50 minutos   **Tiempo de cocción:** 55 minutos

Pelar y cortar las cebollas en juliana. En una cazuela con aceite rehogar la cebolla durante 30 minutos sin que coja color. A continuación añadir los garbanzos, sazonar y cubrir con el caldo de pescado. Dejar cocer 15 minutos y triturar a la vez que emulsionamos con el aceite virgen. Colar y rectificar de sal.

Limpiar y lavar los ajos tiernos, triturarlos junto con el perejil con aceite de oliva. Colar y reservar.

Limpiar las sepias y reservar la bolsa de coral. Cortar la sepia en juliana fina. En una sartén bien caliente con aceite saltear la sepia poco a poco durante 3 minutos. Aliñarla al final con el aceite de ajo tierno y perejil y rehogar 30 segundos.

Calentar la crema, y una vez caliente y fuera del fuego añadir el coral de las sepias diluido con un poco de caldo de pescado caliente, mezclar bien y servir en el plato. Colocar encima las tiras de sepia salteada y espolvorear con los cacahuetes troceados.

Ingredientes
- 400 g de garbanzos cocidos
- 2 cebollas
- 1/2 litro de caldo de pescado
- 2 sepias frescas medianas
- 40 g de cacahuetes pelados salados
- 1 ramillete de perejil
- 2 ajos tiernos
- 1/4 de vaso de aceite de oliva
- 1/4 de vaso de aceite virgen
- sal y pimienta

Dificultad: ★★★

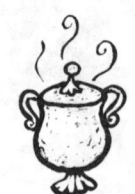

Sugerencias

El coral de la sepia es aquella bolsa marrón situada encima de los ojos. Realza el gusto a pescado de la crema y le da un sabor intenso de mar. Si rea-

Sopas y cremas originales

lizamos el plato con sepia congelada y no disponemos del coral, nos quedará una crema más suave, pero igualmente sabrosa.

Crema de lentejas naranjas con manitas de cerdo y manzana

Tiempo de preparación: 1 hora 30 minutos **Tiempo de cocción:** 2 minutos

Poner las manitas de cerdo en una olla con agua. Arrancarles el hervor, escurrirlas y lavarlas. Colocarlas de nuevo en la olla con agua limpia con sal, la cebolla claveteada, la zanahoria, el ajo y el laurel. Dejar cocer durante 2 o 3 horas hasta que la carne se separe de los huesos con facilidad. Retirarlas con cuidado del agua de cocción, enfriarlas levemente y deshuesarlas.

Cortar la carne de las manitas en pequeños dados. Mezclar con la manzana pelada, cortada en dados y salteada con aceite a fuego vivo hasta que coja color. Salpimentar la mezcla y condimentarla con canela en polvo. Calentar la mezcla unos minutos al horno y ponerla en un molde largo y estrecho forrado con papel film, para conseguir un cilindro cuadrado. Dejar enfriar en la nevera durante 12 horas y desmoldarlo. Cortar en 12 dados y dorarlos en una sartén con muy poco aceite.

Pelar y cortar las chalotas en juliana. Dorarlas en aceite en una cazuela e incorporar las lentejas. Cubrir con el caldo de pollo y llevar a ebullición. Sazonar, bajar el fuego y cocerlas durante 30 minutos. Triturarlas a la vez que las emulsionamos con el aceite virgen. Colar y rectificar de sal. Servir la crema acompañada de los dados de manitas y manzana.

Ingredientes
- 225 g de lentejas naranjas
- 4 chalotas
- 1 litro de caldo de pollo
- 1/2 vaso de aceite de oliva
- 1/4 de vaso de aceite virgen
- 4 medias manitas de cerdo
- 1/2 cebolla
- 1 zanahoria pequeña
- 2 dientes de ajo
- laurel
- 4 clavos de olor
- 2 manzanas
- canela en polvo
- sal y pimienta

Dificultad: ★★★

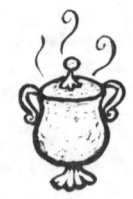

Sopas y cremas rápidas

No siempre podemos dedicar el tiempo que desearíamos para cocinar, pero esto no significa que debamos cocinar y comer cualquier cosa. Las recetas que les presento a continuación son de una elaboración ágil y rápida, sin perder en ningún momento el punto de vista gastronómico y su valor nutricional. Es más, por sus cortas cocciones conservan en mayor grado sus características organolépticas y nutricionales.

A veces, cocinar no requiere tanto de tiempo, como de buena planificación. En algunas recetas suelen haber procesos largos de preparación, pero de muy rápida ejecución o cocción. Si planificamos cual va a ser la receta que deseamos cocinar mañana e identificamos estos largos procesos, como son las maceraciones, adobos, remojos, etcétera, que no necesitan excesivo tiempo de manipulación, nos resultará más fácil preparar una receta más completa en poco tiempo al día siguiente. Pero por si acaso no tenemos esa planificación, no sufran, las recetas de este apartado les sacarán rápidamente de cualquier apuro.

Así pues, no tiren la toalla por falta de tiempo. Cocinar bien es un placer que no tiene por qué hipotecar nuestro preciado tiempo.

Gazpacho de frutas agridulce

Tiempo de preparación: 20 minutos

Pelar el mango, las manzanas y el melón, y extraer sus semillas. Cortarlo en trozos medianos. Lavar los fresones y cortarlos por la mitad. Colocar todas las frutas en un recipiente para la batidora y agregar los zumos, el aceite y el vinagre. Triturar hasta obtener una sopa ligera y lisa. Servir fría.

Sugerencias

Podemos guarnecerla con dados de las mismas frutas.

El tipo de frutas puede variar según estación y gusto personal de cada uno. A esta receta también le va muy bien la piña, el pomelo, la lima, la sandía, la papaya, etcétera.

Ingredientes
- 1 mango
- 200 g de fresones
- 2 manzanas verdes
- 1/4 de melón
- 1/2 litro de zumo de naranja
- 1/2 vaso de zumo de limón
- 1/2 vaso de vinagre de Módena
- 1/2 vaso de aceite de oliva

Dificultad: ★

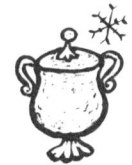

Sopa de tomate con queso fresco y piñones

Tiempo de preparación: 20 minutos **Tiempo de cocción:** 2 minutos

Lavar los tomates y partirlos por la mitad. Extraer sus semillas y colocarlos en un recipiente para la batidora. Agregar el aceite de oliva, el agua, unas hojas de eneldo y sal. Triturar hasta obtener una crema ligera y colar.

En una sartén con poco aceite saltear los piñones hasta que adquieran un leve color tostado.

Servir la sopa y colocar unas cucharadas de queso en el plato, esparcir por encima los piñones escurridos, unos trozos de hojas de eneldo y aliñar con un chorro de aceite virgen.

Ingredientes
- 1 kg de tomates rojos maduros
- 1/4 de litro de agua
- 1/2 vaso de aceite de oliva
- 150 g de queso fresco para untar
- 30 g de piñones
- 1 ramillete de eneldo fresco
- aceite virgen
- sal

Dificultad: ★

Sugerencias

Podemos utilizar otros quesos frescos más consistentes y cortados en dados, así como quesos de untar aromatizados a las hierbas, o al ajo, que le darán más complejidad a la receta.

Si disponemos de un poco más de tiempo podemos pelar los tomates antes de triturarlos y así evitar tener que colarlo después.

SOPAS Y CREMAS RÁPIDAS

Sopa de melón con mojama

Tiempo de preparación: 20 minutos

Una vez retirada la piel y las semillas del melón, trocearlo y colocarlo en el vaso de la batidora, triturarlo hasta obtener una sopa fluida y lisa. Agregar la nata líquida y mezclar con suavidad. Salpimentar y condimentar con canela en polvo.

Cortar la mojama en virutas finas o bien en juliana fina para guarnecer la sopa y espolvorear con el cebollino picado una vez esté servida. Presentar aparte las tostadas cortadas en pequeños trozos.

Ingredientes
- 1 kg de pulpa de melón
- canela en polvo
- sal y pimienta
- 1/2 vaso de nata líquida
- 150 g de mojama
- 1 ramillete de cebollino
- 4 tostadas de pan

Dificultad: ★

Sugerencias

La mojama es bacalao curado como si fuera jamón y debe cortarse muy fina. Podemos pedir al tendero que nos la corte en su máquina, si no disponemos de ella.

Para acompañar esta sopa podemos sustituir la mojama por jamón serrano o ibérico.

Sopa de sandía y tomate con albahaca

Tiempo de preparación: 30 minutos

Escaldar y pelar los tomates; retirar sus semillas. Pelar la sandía y sacarle las pepitas. Trocear la sandía y el tomate e introducirlos en el vaso de la batidora. Triturar junto con el aceite de oliva y salpimentar. Colar si es necesario.

Trocear con las manos las hojas frescas de albahaca en pequeñas porciones. Picar gruesamente las aceitunas. Servir la sopa y guarnecer con la albahaca y las aceitunas.

Sugerencias
Las hojas frescas de albahaca debemos cortarlas con las manos y en el último momento para que no se pongan negras. Si se cortan con un cuchillo ennegrecen antes.

Ingredientes
- 1/2 kg de sandía
- 1/2 kg de tomates rojos maduros
- 1 ramillete de albahaca
- 80 g de aceitunas negras sin hueso
- 1/4 de vaso de aceite de oliva
- sal y pimienta

Dificultad: ★

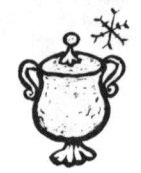

Sopa de albahaca, aceitunas negras y parmesano

Tiempo de preparación: 30 minutos **Tiempo de cocción:** 1 minuto

Deshojar el manojo de albahaca y escaldarlo en agua hirviendo durante unos segundos. Refrescar las hojas en agua con hielo y escurrirlas. Colocarlas en un vaso de batidora y agregar el caldo y el aceite virgen. Triturar hasta licuar por completo las hojas de albahaca. Colar si es necesario y salpimentar.

Cortar los tomates por la mitad y extraer sus semillas; cortarlo en dados pequeños. Servir acompañada de las aceitunas troceadas, los dados de tomate maduro y el parmesano rallado en virutas con la ayuda de un pelalegumbres.

Ingredientes
- 1 manojo de albahaca
- 1 litro de caldo de verduras
- 1/2 vaso de aceite virgen
- 100 g de aceitunas negras sin hueso
- 100 g de queso parmesano
- sal y pimienta

Dificultad: *

Sugerencias
Si nos queda demasiado aguada, podemos añadirle 200 g de hojas de espinaca fresca igualmente escaldada, como la albahaca.

Sopa de chufas con higos y jabugo

Tiempo de preparación: 30 minutos

Colocar en el vaso de la batidora las chufas con un tercio de la leche. Triturar hasta obtener un puré fino. Añadir el resto de leche y el aceite virgen, emulsionar y colar.

Pelar los higos y cortarlos en 4 trozos. Cortar las lonchas de jabugo por la mitad a lo largo y envolver con cada una un cuarto de higo. Colocar estos atadillos en el plato, espolvorearlos con las avellanas troceadas y servir la sopa aparte.

Sugerencias
Podemos cambiar las chufas por almendras cuando no es temporada. Las almendras deberán estar en remojo con la leche toda una noche.

Ingredientes
- 200 g de chufas remojadas
- 1 litro de leche
- 1/4 de vaso de aceite virgen
- 4 higos
- 8 lonchas pequeñas de jabugo
- 40 g de avellanas tostadas

Dificultad: *

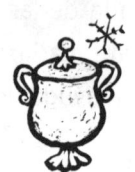

Crema de espárragos blancos con picatostes

Tiempo de preparación: 20 minutos

Colocar los espárragos cortados en trozos, una parte del agua de la lata, el yogur y la mayonesa en el vaso de la batidora. Triturar hasta obtener una crema ligera y homogénea. Colar para retirar las hebras del espárrago y sazonar.

Retirar la corteza del pan de molde y cortarlo en daditos. Colocarlos en una fuente de horno bien extendidos y tostarlos en el gratinador, removiéndolos para que tomen color por todos los lados.

Servir la crema aliñada con un chorrito de aceite virgen y espolvoreada con las hojas de cilantro picadas. Servir los picatostes aparte.

Sugerencias

Esta crema puede servirse también caliente.

Ingredientes
- 2 latas de 500 g de espárragos blancos
- 4 cucharadas soperas de mayonesa
- 1 yogur natural
- 1 ramillete de cilantro
- 4 rebanadas de pan de molde
- aceite de oliva virgen
- sal

Dificultad: ★★

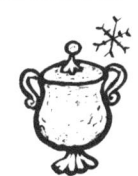

Crema de remolacha con queso de cabra

Tiempo de preparación: 30 minutos

Triturar con la batidora la remolacha troceada con la leche, el vinagre y el aceite de oliva. Colar si es necesario y sazonar.

Formar bolas pequeñas con el queso de cabra y aliñarlas con el aceite virgen, pimienta, orégano, las hojas de estragón picadas y las hojas de tomillo fresco.

Servir la crema y colocar las bolas de queso escurridas del aliño y rebozadas con el cebollino picado. Aliñar el conjunto con el aliño del queso.

Sugerencias
Si disponemos del tiempo necesario, podemos dejar las bolas de queso en el aliño toda la noche y así resultarán más sabrosas.

Ingredientes
- 500 g de remolacha cocida
- 1/2 litro de leche
- 1/4 de vaso de vinagre de Módena
- 1/4 de vaso de aceite de oliva
- 1 ramillete de cebollino
- 200 g de queso de cabra pastoso
- orégano seco en hoja
- tomillo fresco
- estragón fresco
- aceite virgen
- sal y pimienta

Dificultad: ★★

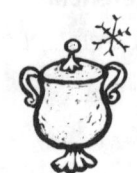

Sopa de verduras con pasta

Tiempo de preparación: 20 minutos **Tiempo de cocción:** 12 minutos

Cortar el calabacín y la zanahoria en dados pequeños, las judías y la cebolleta en finas rodajas. En una sartén con aceite, saltear las verduras a fuego vivo y por este orden: primero la zanahoria, 2 minutos después agregar la cebolleta, los guisantes y las judías y 2 minutos más tarde, el calabacín. Saltear 3 minutos más, salpimentar y agregar las hojas de cilantro y orégano, remover el salteado y escurrirlo de grasa.

Llevar el caldo a ebullición y poner a punto de sal. Añadir los fideos y dejar cocer 4 o 5 minutos. Añadir las verduras y servir.

Ingredientes
- 1 litro y 1/2 de caldo vegetal concentrado
- 1/2 calabacín
- 100 g de guisantes
- 1 zanahoria
- 100 g de judías tiernas
- 3 cebolletas finas
- 100 g de fideos finos
- 1/4 de vaso de aceite de oliva
- 1 ramillete de orégano fresco
- 1 ramillete de cilantro
- sal y pimienta

Dificultad: ★

Sopa de cebolleta con huevos escalfados

Tiempo de preparación: 10 minutos **Tiempo de cocción:** 25 minutos

Limpiar y lavar las cebolletas, reservar las hojas verdes y trocear la cebolleta en rodajas más o menos finas y rehogarlas en un cazo con aceite, sin que lleguen a tomar color, durante 15 minutos. Escurrirlas del exceso de grasa y reservarlas.

En una cacerola con 4 dedos de agua y un chorro de vinagre, casi a punto de ebullición, romper los huevos dentro y dejarlos cocer durante 6 minutos, dejando la yema semicruda.

Calentar el caldo vegetal y añadir las hojas de cebolleta troceadas finamente. Dejar infusionar 5 minutos y colar. Calentar el caldo hasta ebullición y agregarle la nata montada aliñada con sal y pimienta y con el cebollino picado. Emulsionarlo con la batidora y rectificar de sal. Servir la sopa espumosa con el huevo escalfado y la cebolleta rehogada.

Ingredientes
- 12 cebolletas
- 1 litro de caldo vegetal concentrado
- 1/4 de vaso de aceite de oliva
- 300 g de nata montada
- 1 ramillete de cebollino
- 4 huevos
- vinagre blanco
- sal y pimienta

Dificultad: ★★

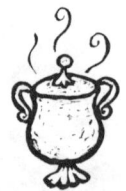

Crema de berros con cacahuetes

Tiempo de preparación: 15 minutos **Tiempo de cocción:** 10 minutos

Escaldar los manojos de berros en agua hirviendo durante 10 segundos. Refrescarlos en agua fría o con hielo y escurrirlos bien. Colocar los manojos de berros troceados en el vaso de la batidora con el caldo vegetal y el aceite de oliva. Licuar hasta obtener una crema ligera y fina. Colar si es necesario y sazonar antes de servir.

Poner los huevos en un cazo con agua fría y sal y cocerlos 9 minutos a partir de la ebullición del agua. Refrescarlos bajo el grifo con agua corriente. Pelarlos y cortarlos en daditos.

Servir la sopa y guarnecerla por encima con los huevos cocidos y los cacahuetes troceados.

Ingredientes
- 3 manojos de berros
- 1/2 vaso de aceite de oliva
- 3/4 de litro de caldo vegetal concentrado
- 4 huevos
- 100 g de cacahuetes salados
- sal

Dificultad: ★

Crema de manzana con nueces, apio y pollo

Tiempo de preparación: 20 minutos **Tiempo de cocción:** 15 minutos

Pelar y cortar las manzanas en pequeños dados. Derretir en un cazo la mantequilla y rehogar la manzana durante 10 o 12 minutos; agregar el caldo vegetal caliente y dejar cocer 5 minutos más. Condimentar con nuez moscada y salpimentar. Triturar con la batidora junto con los yogures. Colar si es necesario.

Picar el apio en juliana fina. Trocear las nueces. Cortar la pechuga de pollo en lonchas finas y después en juliana.

Servir la crema caliente y colocar las guarniciones encima.

Ingredientes
- 6 manzanas reinetas
- 1/2 litro de caldo vegetal concentrado
- 2 yogures naturales
- 80 g de mantequilla
- 30 g de nueces peladas
- 1 rama de apio tierna
- 1 pechuga de pollo asada
- nuez moscada molida
- sal y pimienta

Dificultad: *

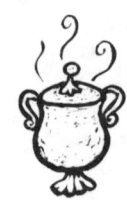

Sugerencias

Las manzanas reinetas se deshacen con facilidad, por eso las he escogido, por su rápida cocción. Podemos utilizar alguna otra clase de manzana harinosa.

La pechuga de pollo puede ser la que en un momento dado nos ha sobrado del día anterior.

Crema de borrajas con jamón

Tiempo de preparación: 20 minutos **Tiempo de cocción:** 12 minutos

Deshojar las borrajas y lavarlas. En una cazuela con aceite sofreír los ajos pelados y cortados en láminas, hasta que adquieran color dorado. Agregar las hojas de borraja y rehogarlas 5 minutos; mojar con el caldo vegetal caliente y cocer 5 minutos más. Triturar con la batidora hasta obtener una crema ligera. Colar y sazonar.

Cortar las lonchas de jamón en juliana y saltearlas ligeramente en una sartén con aceite. Escurrir sobre papel absorbente. Servir la crema y guarnecerla con las tostadas de pan y la juliana de jamón frito.

Ingredientes
- 1/2 kg de borrajas
- 1/4 de vaso de aceite de oliva
- 3/4 de litro de caldo vegetal concentrado
- 8 lonchas de jamón serrano
- 4 dientes de ajo
- 12 rebanadas finas de pan tostado
- sal

Dificultad: ★★

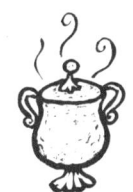

Sugerencias
Si las borrajas están en flor, podemos utilizar las aliñadas con aceite y sal para ensaladas o incluso para colocarlas encima de la crema.

Crema de zanahoria y calabaza con champiñones

Tiempo de preparación: 15 minutos **Tiempo de cocción:** 20 minutos

Pelar la calabaza y la zanahoria y cortarlas en rodajas finas. Rehogarlas en una cazuela con aceite a fuego vivo durante 10 minutos. Agregar los ajos y el perejil picados y rehogar 1 minuto. Añadir el caldo de pollo caliente y dejar cocer 10 minutos. Triturar y colar si es necesario. Rectificar de sal.

Servir la crema en un plato y guarnecerla con los champiñones crudos y laminados finos, aliñados con un chorro de aceite virgen y condimentados con pimienta.

Ingredientes
- 4 zanahorias
- 400 g de calabaza
- 300 g de champiñones
- 1 ramillete de perejil
- 1 diente de ajo
- 1/2 litro de caldo de pollo concentrado
- 1/4 de vaso de aceite de oliva
- aceite virgen
- sal y pimienta

Dificultad: ★

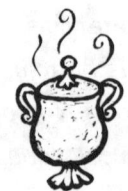

Crema de nabos y morcilla

Tiempo de preparación: 10 minutos **Tiempo de cocción:** 30 minutos

Pelar y picar finamente la cebolla. Sofreírla con aceite junto al comino a fuego vivo durante 10 minutos, y sin dejar de remover. Pelar los nabos y cortarlos en rodajas finas. Agregarlos a la cebolla y rehogar 5 minutos más. Retirar la piel de la morcilla y trocearla, añadirla al rehogado y dejar que cueza 3 minutos. Cubrir el conjunto con el caldo de pollo caliente y dejar cocer 10 minutos. Triturar y colar si es necesario. Rectificar de sal y servir.

Ingredientes
- 2 cebollas
- 600 g de nabos
- 1/4 de vaso de aceite de oliva
- comino en grano
- 1/2 litro de caldo de pollo concentrado
- 2 morcillas de cebolla
- sal

Dificultad: ★

Sugerencias

Los nabos deben pelarse realizando dos o tres pasadas por el mismo sitio con el pelador, con el fin de retirar la doble piel que presentan, ya que si no, el tiempo de cocción se alarga y la segunda piel es de textura astillosa.

Crema de lentejas con butifarra negra y ajo

Tiempo de preparación: 15 minutos **Tiempo de cocción:** 15 minutos

Pelar los ajos y cortarlos en láminas finas. En una sartén con aceite, a fuego moderado, dorar uniformemente los ajos hasta que queden crujientes. Retirarlos del aceite y escurrirlos sobre papel absorbente. En el mismo aceite dorar la butifarra negra 3 minutos por lado y retirarla. Saltear en el mismo aceite durante 5 minutos las lentejas escurridas, colocarlas en un recipiente de batidora y añadir el caldo caliente. Triturar hasta conseguir una crema fina y lisa. Colar si es necesario y rectificar de sal.

Servir la crema caliente con la butifarra troceada y desmigada por encima y los ajos esparcidos por encima de la butifarra. Aliñar con un chorrito de aceite virgen.

Ingredientes
- 500 g de lentejas cocidas
- 1/2 litro de caldo de pollo
- 8 dientes de ajo
- 300 g de butifarra negra entera
- 1/4 de vaso de aceite de oliva
- aceite virgen
- sal

Dificultad: ★

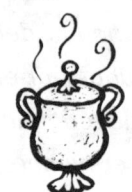

Sopas para los pequeños de casa

A veces los niños, y también los no tan niños, dejan de comer algún producto por su aspecto o textura. Es quizás en el formato de sopas o cremas donde más podemos disimular estas características y de esta manera hacerles ingerir aquellos productos que son necesarios para una dieta sana y equilibrada.

También es importante, y sobretodo para los más pequeños, la manera de presentarles un plato en la mesa. Las decoraciones más o menos divertidas nos ayudarán a hacer más llevadero el momento, a veces trágico, de hacer comer a los pequeños más reacios.

En la memoria colectiva de muchos de nosotros encontramos también la dificultad en hacerle comer y el rechazo por las sopas y cremas que tenía la pequeña Mafalda, cómic creado por Quino.

Aun así, intenten animar a sus pequeños a comer de todo y quizás con las recetas que siguen les resulte algo más fácil de conseguir.

Sopa de zanahoria con coco y soja

Tiempo de preparación: 30 minutos **Tiempo de cocción:** 10 minutos

Pelar las zanahorias y rallarlas. Colocarlas en un cazo y agregar la leche de coco y la leche. Llevar a ebullición suavemente y dejar cocer durante 5 minutos. Sazonar y triturar. Colar si es necesario. Volver a calentar ligeramente y añadir la nata montada. Emulsionarlo con la batidora y dejar enfriar a temperatura ambiente.

Servir la sopa con los brotes de soja cortados finamente y esparcidos por encima de ésta.

Ingredientes
- 1 kg de zanahorias
- 1 vaso de leche de coco
- 2 vasos de leche
- 150 g de germen de soja
- 300 g de nata montada sin azúcar
- sal

Dificultad: ★

Sugerencias

Podemos disponer los brotes de soja sobre la sopa formando algún dibujo ya que la espuma que subirá a la superficie de la sopa tendrá la consistencia suficiente para aguantarlo.

Crema de patata y peras con pasas

Tiempo de preparación: 20 minutos **Tiempo de cocción:** 12 minutos

Pelar las patatas y las peras, partirlas en cuartos y cortarlas en finas láminas. Derretir la mantequilla en una cacerola y rehogar las peras y las patatas durante 15 minutos a fuego lento junto a la rama de canela. Añadir el caldo de pollo caliente y dejar cocer hasta que se deshagan. Agregar la nata líquida y dejar cocer 5 minutos más. Triturar y sazonar. Colar si es necesario. Refrigerarla y servir a temperatura ambiente guarnecida con las pasas previamente remojadas con agua tibia durante 15 minutos.

Sugerencias
Podemos completar la crema añadiéndole algún fruto seco tostado y dados de pera cruda.

Ingredientes
- 300 g de patatas
- 4 peras
- 1/2 ramita de canela
- 1/2 litro de caldo de pollo
- 1 vaso de nata líquida
- 60 g de mantequilla
- 60 g de pasas de Corinto
- sal

Dificultad: ★

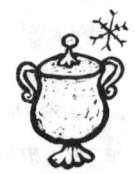

Crema de aguacate con nachos

Tiempo de preparación: 30 minutos

Pelar y quitar el hueso a los aguacates. Escaldar, pelar y despepitar los tomates. Colocar los aguacates, el tomate, el zumo de medio limón y el caldo vegetal en el vaso de la batidora. Triturar hasta obtener una crema fina y ligera. Salpimentar.

Servir acompañada de los nachos clavados en ella y aliñarla con un chorrito de aceite virgen.

Sugerencias

Esta receta no es más que una variante más cremosa de un guacamole, donde hemos retirado la cebolla cruda por ser de un sabor demasiado intenso para los niños, y la hemos licuado un poco para evitar una textura demasiado gelatinosa.

Ingredientes
- 3 aguacates maduros
- 1/4 de limón
- 4 tomates maduros
- 1/2 litro de caldo vegetal
- 1/4 de vaso de aceite virgen
- 1 bolsa de nachos
- sal y pimienta

Dificultad: ★

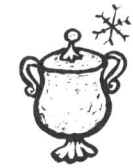

Sopa de acelgas, limón y lentejas

Tiempo de preparación: 30 minutos **Tiempo de cocción:** 50 minutos

Majar los ajos pelados en un mortero. Lavar y cortar los puerros en rodajas finas. Pelar y trocear las patatas en dados medianos. Separar los troncos de las hojas de las acelgas. Cortar los troncos en finas rodajas y trocear a grosso modo las hojas lavadas.

En una cazuela con el aceite, sofreír los ajos y el puerro durante 6 minutos. Incorporar las patatas, los troncos de acelga, el laurel, el tomillo, el orégano, el caldo, el agua y las lentejas, previamente lavadas y escurridas. Llevar a ebullición a fuego vivo y una vez arranque el hervor moderar el fuego. Cocer durante 40 minutos.

Transcurrido ese tiempo, agregar las hojas de acelga y el zumo de limón y dejar cocer 2 minutos más. Rectificar de sal y servir.

Sugerencias

Podemos acompañarlo de unas tostadas de pan de cereales.

Quizá por su aspecto resulte la más difícil de comer si se es reacio a las sopas, pero si la comen, es una receta muy completa y nutritiva.

Ingredientes
- 250 g de lentejas verdes
- 1/4 de vaso de aceite de oliva
- 2 puerros
- 3 dientes de ajo
- 2 patatas medianas
- 1 hoja de laurel
- 1 ramillete de tomillo fresco
- 1 ramillete de orégano fresco
- 1 litro de caldo de verduras
- 1 litro de agua
- 500 g de acelgas
- 1/4 de vaso de zumo de limón

Dificultad: ★★

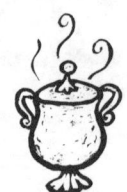

Sopa de letras con verduritas

Tiempo de preparación: 20 minutos **Tiempo de cocción:** 20 minutos

Cortar el calabacín, el apio y la zanahoria en dados pequeños y las judías y la cebolleta en rodajas finas. En una sartén con aceite, saltear las verduras a fuego vivo y por este orden: primero, la zanahoria 2 minutos, después agregar la cebolleta, el apio, los guisantes, las habas y las judías, y 2 minutos más tarde, el calabacín. Saltear 3 minutos más, salpimentar y agregar las hojas de cilantro y orégano, remover y escurrir de grasa el salteado.

Llevar el caldo a ebullición y poner a punto de sal. Añadir la pasta y dejar cocer hasta que esté en su punto. Añadir las verduras y servir.

Sugerencias

La textura de las verduras sólo hervidas suele ser de más difícil aceptación por parte de los niños. Salteadas de esta manera quedan algo más crujientes y con mejor color.

Ingredientes
- 1 litro de caldo de pollo
- 120 g de pasta de letras
- 1/2 calabacín
- 1 ramita de apio
- 50 g de habas desgranadas
- 50 g de guisantes
- 1 zanahoria
- 100 g de judías tiernas
- 3 cebolletas finas
- 100 g de fideos finos
- 1/4 de vaso de aceite de oliva
- 1 ramillete de orégano fresco
- 1 ramillete de cilantro
- sal y pimienta

Dificultad: *

Sopa de merluza con arroz

Tiempo de preparación: 30 minutos **Tiempo de cocción:** 40 minutos

En una olla con aceite dorar durante 2 o 3 minutos a fuego vivo las cabezas de merluza cortadas en trozos. Retirar el pescado, y en el mismo aceite sofreír las verduras junto con la pimienta en grano, cortadas en láminas, en este orden: primero el ajo, después la cebolla, y cuando todo esté bien sofrito, añadir el tomate en dados, rehogar 5 minutos y volver a incorporar el pescado.

Agregar el agua y arrancar el hervor. Bajar el fuego y dejar cocer al mínimo durante 20 minutos. Pasar por un chino presionando con el cucharón.

Arrancar de nuevo el hervor y añadir el arroz. Dejar cocer 15 minutos y retirar del fuego. Dejar reposar 3 minutos y servir. Guarnecer con la carne de pescado en dados, rebozada a la romana y en un bol aparte.

Ingredientes
- 500 g de cabezas de merluza
- 2 dientes de ajo
- 250 g de cebolla
- 200 g de tomate rojo y maduro
- 250 g de carne de merluza
- 1 huevo
- harina para rebozar
- aceite de girasol
- 1 litro y 1/2 de agua
- 1/2 vaso de aceite de oliva
- 100 g de arroz
- sal y pimienta en grano

Dificultad: ★★

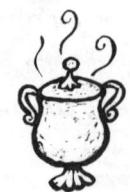

Sopa de pollo con tallarines fritos

Tiempo de preparación: 35 minutos **Tiempo de cocción:** 25 minutos

Pelar y cortar las zanahorias en tiras finas. Arrancar el hervor del caldo y cocer en él las tiras de zanahoria. En una sartén con aceite saltear la pechuga de pollo sazonada y cortada en pequeños dados. Una vez salteados, espolvorearlos con el sésamo tostado.

Hervir durante 4 minutos los tallarines de arroz en agua con sal, escurrirlos y refrescarlos. Dejarlos secar extendidos en una bandeja hasta que pierdan humedad. En una sartén con abundante aceite de girasol caliente, freír fardos pequeños de tallarines durante unos segundos hasta que se inflen. Escurrirlos sobre papel absorbente.

Servir el caldo de pollo en su punto de sal, con la zanahoria, en un cuenco, y aparte 2 cuencos más, uno con los tallarines fritos que iremos incorporando al caldo mientras comemos y en otro el pollo con sésamo para guarnecer.

Ingredientes
- 1 litro de caldo de pollo
- 120 g de tallarines de arroz chinos
- 40 g de sésamo tostado
- aceite de girasol
- 1/4 de vaso de aceite de oliva
- 1 pechuga de pollo
- 2 zanahorias
- sal

Dificultad: ★★

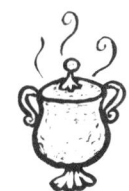

Sugerencias
El aspecto divertido de los tallarines inflados, recuerda a las ruedas de patata o a las estrellitas que gustan tanto a los niños.

Crema de alcachofas con palomitas

Tiempo de preparación: 35 minutos **Tiempo de cocción:** 40 minutos

Retirar las hojas exteriores de las alcachofas, así como su tallo y la punta de las hojas que quedan. Pulirlas para quedarnos con su corazón y las hojas más tiernas. Untarlas con el limón partido para evitar que se oxiden. Partirlas en cuartos y retirar la pelusilla que tienen en su interior.

Ponerlas a cocer con el caldo de verduras a fuego moderado durante 40 minutos, hasta que estén bien tiernas. Escurrirlas y reservar el caldo. Colocarlas en el vaso de la batidora junto al yogur y un poco del caldo de la cocción. Triturarlas hasta obtener una crema fina y añadir caldo de su cocción hasta obtener la textura deseada. Colar y rectificar de sal. Servir con las palomitas dispuestas por encima.

Ingredientes
- 2 kg de alcachofas
- 1 limón
- 1 litro de caldo de verduras
- 1 yogur natural
- palomitas para guarnecer
- sal

Dificultad: ★★

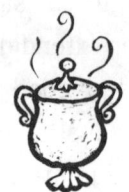

Crema de calabacín con quesitos y picatostes

Tiempo de preparación: 25 minutos **Tiempo de cocción:** 35 minutos

En una cazuela con aceite, sofreír la cebolla en juliana, sin que llegue a tomar color, durante 15 minutos. Agregar las patatas peladas y cortadas finas. Rehogar durante 4 minutos y añadir los calabacines cortados en rodajas finas. Rehogar 3 minutos y agregar 1 litro de agua caliente. Dejar cocer a fuego moderado durante 6 minutos y triturar con la batidora hasta obtener una crema ligera y fina. Colar si es necesario y rectificar de sal.

Retirar la corteza del pan de molde y cortarlo en daditos. Colocarlos bien extendidos en una fuente de horno y tostarlos en el gratinador, removiéndolos para que tomen color por todos los lados.

Colocar en un plato hondo 2 quesitos con la punta hacia arriba y servir la crema bien caliente. Colocar algunos picatostes por encima de los quesitos y servir el resto aparte.

Ingredientes
- 500 g de calabacines
- 2 patatas medianas
- 1 cebolla
- 1/4 de vaso de aceite de oliva
- 8 quesitos
- 4 rebanadas de pan de molde
- sal

Dificultad: *

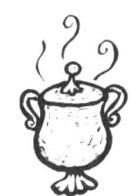

Crema de espinacas con mozarella

Tiempo de preparación: 30 minutos **Tiempo de cocción:** 20 minutos

Pelar y picar finamente las chalotas. Derretir la mantequilla en un cazo y rehogar 2 minutos las chalotas hasta que empiecen a tomar color. Agregar la harina y rehogarla unos segundos. Añadir la leche caliente poco a poco mientras batimos con la batidora manual, hasta obtener una crema ligera y sin grumos. Sazonar y condimentar con la nuez moscada molida. Dejar cocer 12 minutos a fuego suave, removiendo para que no se pegue. Lavar las espinacas y escurrirlas. Agregarlas a la crema y dejarlas cocer durante 2 minutos. Triturar con la batidora y colar si es necesario.

Cortar la mozarella en dados y servirla por encima de la crema bien caliente.

Ingredientes
- 1 kg de espinacas frescas
- 4 chalotas
- 50 g de mantequilla
- 30 g de harina
- 1 litro de leche
- 200 g de mozarella de búfala
- sal y nuez moscada

Dificultad: ★

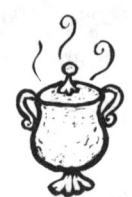

Sugerencias

La mozarella en contacto con la crema bien caliente empieza a fundirse en hilos que resultan muy divertidos a la vista.

Crema de tomate frito con pan y queso

Tiempo de preparación: 30 minutos **Tiempo de cocción:** 1 hora 20 minutos

Pelar y cortar las cebollas en juliana. Rehogarlas en aceite a fuego lento sin que cojan color durante 40 minutos. Escaldar y pelar los tomates. Retirar sus semillas y cortarlos en trozos grandes. Agregarlos a la cebolla y dejarlos cocer hasta que se deshagan por completo. Cubrir con el caldo caliente y cocer 20 minutos. Triturar y colar si es necesario. Sazonar y añadir una pizca de azúcar para matar la acidez.

Colocar el queso rallado sobre las rebanadas de pan y gratinarlas en el horno. Servir la sopa con las rebanadas de pan con queso flotando encima.

Ingredientes
- 12 tomates maduros
- 1/2 litro de caldo de verduras
- 2 cebollas
- 1/4 de vaso de aceite de oliva
- 12 rebanadas finas de pan blanco
- 50 g de queso rallado
- sal

Dificultad: ★

Crema de arroz con plátano frito

Tiempo de preparación: 30 minutos **Tiempo de cocción:** 20 minutos

En un cazo derretir la mantequilla y rehogar las chalotas en juliana, sin que tomen color. Añadir la leche y arrancarle el hervor, sazonarla y agregar el arroz previamente lavado y dejarlo cocer durante 20 minutos. Triturar y colar. Rectificar de sal.

Pelar los plátanos y partirlos por la mitad. Pasarlos por harina y huevo batido, y freírlos en abundante aceite caliente. Escurrirlos sobre papel absorbente y reservarlos en caliente. Calentar la crema de nuevo y servirla en un plato. Extender la salsa de tomate caliente por encima y colocar el plátano.

Ingredientes
- 180 g de arroz
- 1 litro y 1/2 de leche
- 4 chalotas
- 100 g de mantequilla
- 2 plátanos
- harina para rebozar
- 1 huevo
- aceite de girasol
- 8 cucharadas de salsa de tomate
- sal

Dificultad: *

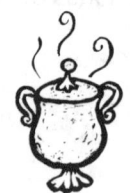

Crema de guisantes con bacon

Tiempo de preparación: 35 minutos **Tiempo de cocción:** 55 minutos

Pelar y cortar las cebollas en juliana y rehogarlas en una cazuela con aceite durante 30 minutos. Agregar los guisantes y un chorro del caldo de verduras, tapar y dejar cocer durante 12 minutos. Triturar y añadir el resto del caldo de verduras. Colar y rectificar de sal.

Limpiar y cortar las cebolletas en rodajas finas. Rehogarlas 5 minutos en una sartén con aceite y agregar la mitad del bacon en tiras finas. Sazonar, dejar rehogar 5 minutos más y escurrir. Colocar las 4 tiras restantes de bacon sobre una fuente de horno y pintarlas con un almíbar hecho con el azúcar y el agua. Colocar en el horno a 80º C hasta que se doren y queden crujientes, dándoles la vuelta de vez en cuando.

Servir la crema caliente con el bacon y la cebolleta esparcidos por encima. Espolvorear con el cebollino picado y clavar el crujiente de bacon.

Ingredientes
- 600 g de guisantes
- 2 cebollas
- 4 cebolletas finas
- 1 ramillete de cebollino
- 8 lonchas de bacon
- 1/4 de vaso de aceite de oliva
- 1/2 litro de caldo de verduras
- 50 g de azúcar
- 1/4 de vaso de agua
- sal

Dificultad: ★★

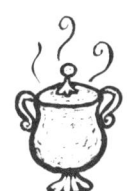

Crema de garbanzos con salchichas

Tiempo de preparación: 25 minutos **Tiempo de cocción:** 35 minutos

Pelar y cortar las cebollas en juliana. En una cazuela con aceite, rehogar la cebolla durante 30 minutos sin que coja color. Añadir los garbanzos, sazonar y mojar con el caldo de pollo. Dejar cocer 15 minutos y triturar a la vez que emulsionamos con el aceite virgen. Colar y rectificar de sal.

En una sartén con aceite bien caliente saltear las salchichas troceadas durante 8 minutos. Calentar la crema y servirla en el plato. Colocar encima trozos de salchicha salteada y espolvorear con las almendras troceadas.

Ingredientes
- 400 g de garbanzos cocidos
- 2 cebollas
- 1/2 litro de caldo de pollo
- 200 g de salchichas
- 40 g de almendras tostadas
- 1/4 de vaso de aceite de oliva
- 1/4 de vaso de aceite virgen
- sal y pimienta

Dificultad: *

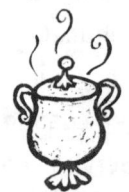

Sopas y cremas bajas en calorías

El buen comer no está reñido con la dieta, ni mucho menos. Lejos de los prototipos de dieta ideal, donde nos presentan una serie de platos pobres en contenido y gracia, las dietas para cuidarse pueden ser de lo más variopintas y divertidas. Tan sólo hace falta echarle ganas e imaginación, y mimar tanto esas recetas en su concepción como lo harían con la más calórica de ellas.

La gran diversidad de materias primas con las que nos premia la naturaleza se convierten en multitud de piezas para confeccionar el más variado de los puzzles gastronómicos. Sólo hay que saber combinarlas entre sí y escoger las técnicas culinarias más adecuadas para transformarlas de manera que resulten lo más digestivas y ligeras posible.

Así pues, aquí les presento una serie de propuestas que, sin carecer de originalidad e ingenio, les harán más llevaderos los tiempos de dieta o enfermedad, y si no, para cuando les apetezcan.

Sopa de guisantes a la menta

Tiempo de preparación: 20 minutos **Tiempo de cocción:** 15 minutos

Quitar la piel y cualquier grasa visible del jamón. Ponerlo en una olla grande con el agua, el vino, las cebollitas peladas, el laurel y la pimienta en grano. Llevar a ebullición, bajar el fuego y dejar cocer durante 1 hora. Colar el caldo con un colador fino.

Retirar las cebollas, lavarlas y cortarlas por la mitad. Poner la carne del jamón sin hueso y en dados, junto con las cebollas, en una cacerola limpia y verter de nuevo el caldo sobre ellas. Llevar de nuevo a ebullición y añadir los guisantes y la raíz de apio cortada en tiras finas. Cocer durante 5 minutos y rectificar de sal. Refrigerar.

Dejar la sopa a temperatura ambiente y servir en un cuenco con las hojas de menta y el perifollo.

Ingredientes
- 2 corvejones de jamón ahumado
- 3 litros de agua
- 1 vaso de vino blanco seco
- 12 cebollitas del platillo
- 2 hojas de laurel
- pimienta en grano
- 250 g de guisantes
- 100 g de raíz de apio
- 12 hojas de menta
- 1 ramillete de perifollo

Dificultad: ★

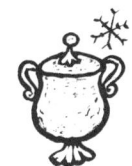

Sugerencias
Pueden añadirle también otras verduras, así como cambiar el jamón por pecho de gallina o de pollo, por ejemplo.

Puede tomarse también caliente, añadiéndole una yema de huevo cruda y escaldándola con la sopa bien caliente.

Sopa de cebolla e hinojo

Tiempo de preparación: 20 minutos **Tiempo de cocción:** 20 minutos

En una cacerola con aceite, rehogar durante 10 minutos las cebollas peladas y cortadas en juliana, con las hojas de romero y tomillo. Agregar el caldo, el agua y el hinojo en rodajas finas, dejar hervir 8 minutos y rectificar de sal. Refrigerar.

Servir a temperatura ambiente en cuencos con las virutas de parmesano por encima y espolvoreado con la pimienta recién molida.

Sugerencias
Esta misma técnica la podemos utilizar para elaborar sopas de un sinfín de verduras. Es de corta cocción y apenas lleva grasa.

Ingredientes
- 2 cucharadas de aceite de oliva
- 6 cebollas
- 1 ramillete de tomillo fresco
- 1 ramillete de romero fresco
- 1 litro de caldo de verduras
- 1/2 litro de agua
- 350 g de bulbos de hinojo
- 50 g de virutas de queso parmesano
- pimienta negra recién molida

Dificultad: ★

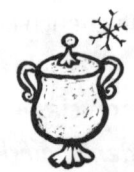

Sopa de acederas con fiambre de pavo

Tiempo de preparación: 40 minutos **Tiempo de cocción:** 10 minutos

Poner a hervir un cazo con agua y escaldar durante 5 segundos las acederas y las espinacas, limpias de troncos y lavadas. Refrescarlas en agua con hielo para conservar su frescor y color. En un vaso licuador o con el túrmix, licuar las acederas y las espinacas con el caldo de verduras y el aceite, hasta obtener una crema ligera y fina. Colar si es necesario. Rectificar de sal.

Cortar el fiambre de pavo en lonchas finas y sazonarlo con las especias para barbacoa, y pasarlo por la plancha con muy poco aceite o bien marcarlas en una parrilla. Cortarlas en tiras muy finas y reservar. Escaldar los tomates en agua hirviendo. Pelarlos y extraer sus semillas. Cortar la pulpa en dados pequeños.

Servir la sopa guarnecida con los dados de tomate y las tiras de pavo.

Ingredientes
· 2 manojos de acederas
· 1 manojo de espinacas frescas
· 1 litro de caldo de verduras
· 1/4 de vaso de aceite de oliva
· 200 g de fiambre de pavo
· especias para barbacoa
· 6 tomates maduros
· sal

Dificultad: ★★

Sugerencias

Ésta es la técnica para el licuado de verduras de hoja. Conviene darles la mínima cocción para que guarden su frescor y poder nutritivo. En caso de querer servirlas calientes deben calentarse lo mínimo posible justo antes de servirlas.

Sopa de pepino con raviolis de gamba y cebolleta

Tiempo de preparación: 1 hora 20 minutos   **Tiempo de cocción:** 30 minutos

Pelar los pepinos y licuarlos junto con el caldo de verduras. Emulsionarlo con aceite de oliva y condimentarlo con el *espelette*, sal, pimienta y el eneldo picado. Refrigerar.

Pelar las gambas y extraerles el intestino rojo de la cola. Entre 2 bolsas de plástico o bien de papel film, colocar las colas de gamba separadas entre sí. Con la ayuda de una paleta, aplastarlas hasta conseguir discos de 4 o 5 cm de diámetro. Colocar las bolsas en el congelador para que los discos de gamba cojan dureza.

En una cacerola con poco aceite, rehogar las cebolletas cortadas en rodajas finas sin que cojan color durante media hora. Escurrirlas bien y sazonarlas.

Ir sacando las gambas en pequeñas cantidades y montar los raviolis de la siguiente manera: coger un disco de base y colocar encima un montoncito de cebolleta rehogada y espolvoreada con cebollino picado, y colocar otro disco encima para cubrir la cebolleta. Dejar que se descongele para que cierre el ravioli. Salpimentarlos. Hacer esta operación sobre una bandeja de horno, ya que una vez tengamos los 20 raviolis los gratinaremos durante 20 segundos en el horno.

Ingredientes
- 4 pepinos
- 1/2 litro de caldo de verduras
- 40 gambitas de playa
- 2 manojos de cebolleta
- 1/2 manojo de cebollino
- 1/4 de vaso de aceite de oliva
- *espelette* (guindilla molida seca vascofrancesa)
- 1 ramillete de eneldo fresco
- sal y pimienta

Dificultad: ★★

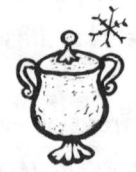

Disponer en el plato 5 raviolis y servir la sopa encima a temperatura ambiente.

Sugerencias
Cambiar el espelette *por pimentón picante.*

Crema de endibias con pera

Tiempo de preparación: 30 minutos **Tiempo de cocción:** 15 minutos

Retirar las hojas exteriores de las endibias y cortarlas en cuartos. Salpimentarlas, condimentarlas con curry y rociarlas con el zumo de limón para evitar que se oxiden. En una plancha o bien una sartén a fuego suave y con poco aceite, cocinar las endibias por los tres lados, hasta que estén tiernas.

Cortarlas en trozos y licuarlas con el caldo de verduras en un vaso licuador. Colar si es necesario y rectificar de sal.

Pelar las peras y partirlas por la mitad, retirarles el corazón y cortarlas en dados pequeños. Cortar el queso fresco en dados. Aliñar la pera y el queso con el estragón picado y un poco de aceite y dejar macerar 10 minutos. Servir la crema y guarnecer con los dados de pera y queso fresco.

Ingredientes
- 8 endibias
- 3/4 de litro de caldo de verduras
- 2 peras blanquilla
- 1/4 de limón
- curry
- 120 g de queso fresco
- sal y pimienta
- aceite de oliva

Dificultad: ★

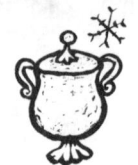

SOPAS Y CREMAS BAJAS EN CALORÍAS

Crema de lechuga con costrones al aceite de oliva

Tiempo de preparación: 30 minutos **Tiempo de cocción:** 5 minutos

Deshojar la lechuga y lavarla. Escaldar las hojas en agua hirviendo durante 10 segundos y refrescarlas en agua con hielo. Trocear las hojas escaldadas y licuarlas junto al caldo de verduras y el aceite de oliva. Rectificar de sal y refrigerar.

Lavar y cortar el calabacín en dados pequeños. Cocerlos en agua hirviendo con sal durante 1 minuto para que queden crujientes y refrescarlos en agua fría. Cortar los tirabeques en juliana muy fina y ponerlos en agua con hielo para que se ricen.

Retirar la corteza del pan y cortarlo en dados. Esparcirlos sobre una placa de horno y rociar cada dado con una gota de aceite de oliva. Tostarlos en el horno moderado hasta que cojan color, removiéndolos de vez en cuando.

Servir la sopa y guarnecerla con los dados de calabacín. Colocar encima la juliana de tirabeques aliñada con un poco de aceite, sal y pimienta y el sésamo tostado. Servir aparte los costrones de pan.

Ingredientes
· 1 lechuga romana
· 1/4 de vaso de aceite de oliva
· 2 cucharadas de sésamo tostado
· 3 rebanadas de pan de molde
· 1 calabacín mediano
· 12 tirabeques
· sal

Dificultad: ★★

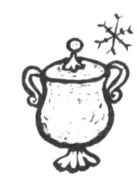

Vichysoisse con manzana verde y berberechos

Tiempo de preparación: 25 minutos   **Tiempo de cocción:** 45 minutos

Lavar los puerros, desechar su parte más verde y cortarlos en juliana. Cortar del mismo modo las cebollas peladas. En una cazuela con aceite cocer durante 15 minutos a fuego lento y tapado la cebolla y el puerro sin que lleguen a coger color.

Seguidamente añadir el caldo de pescado y salar. Dejar hervir moderadamente durante 25 minutos. Triturar con el túrmix y colar por el chino. Si nos queda demasiado espesa añadir más caldo de pescado.

Poner un cazo a hervir con 2 dedos de agua y sumergir los berberechos durante 10 segundos hasta que se abran. Retirarlos de su concha. Agregar el agua de cocción de los berberechos a la crema y rectificarla de sal.

Pelar y cortar la manzana verde en dados muy pequeños. Servir la *vichysoisse* guarnecida con el picadillo de manzana y los berberechos al natural.

Ingredientes
- 800 g de puerro
- 250 g de cebolla
- 1/4 de vaso de aceite de oliva
- 1/2 litro de caldo de pescado (elaboración A)
- 250 g de berberechos frescos grandes
- 2 manzanas verdes granny smith
- sal

Dificultad: ★★

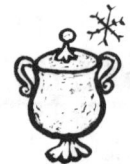

SOPAS Y CREMAS BAJAS EN CALORÍAS

Caldo de verduras con germinados

Tiempo de preparación: 35 minutos **Tiempo de cocción:** 5 minutos

Seleccionar los germinados y disponerlos paralelamente. Deshojar los canónigos y colocarlos encima de las obleas de pan de arroz, cubriendo su parte central. Colocar los berros perpendiculares a los germinados y ponerlo todo encima de los canónigos. Envolver la oblea para formar un cono de germinados y ensalada.

Llevar a ebullición el caldo de verduras y condimentarlo con sal y salsa de soja. Poner a cocer los fideos de arroz durante 4 minutos y servir la sopa en cuencos. Depositar los conos de germinados dentro de la sopa y servir.

Sugerencias

Las obleas de pan de arroz y los fideos de arroz se encuentran en las tiendas de productos orientales o incluso en los grandes supermercados. Podemos prescindir de las obleas y colocar los germinados y la ensalada directamente dentro de la sopa caliente.

Ingredientes
- 1 litro y 1/2 de caldo de verduras
- 1/4 de vaso de salsa de soja
- 50 g de soja germinada
- 50 g de germen de rábano
- 50 g de germen de alfalfa
- 50 g de germen de trigo
- 50 g de germen de lentejas
- 1/2 bandeja de canónigos
- 1/2 manojo de berros
- 4 obleas de pan de arroz
- 80 g de fideos de arroz
- sal

Dificultad: ★

Sopa de tomates asados

Tiempo de preparación: 25 minutos **Tiempo de cocción:** 1 hora 15 minutos

Poner los tomates, el ajo y las cebollas en una fuente de horno. Precalentar el horno a 160° C y dejar asar unos 45 minutos los tomates y el ajo, y 1 hora y 15 minutos las cebollas. Pelar los ajos y las cebollas. Picar la cebolla en dados pequeños.

En una cacerola con poco aceite, rehogar 3 minutos los ajos y la cebolla. Añadir los tomates sin piel y la mitad del caldo. Colocar todo esto en una batidora o picadora y batir ligeramente (debe quedar granulado). Volver a ponerlo en la cacerola. Añadir el resto del caldo, la albahaca y la menta picadas. Salpimentar al gusto y dejar cocer 5 minutos a fuego suave.

Ingredientes
- 14 tomates maduros
- 1 cabeza de ajos
- 2 cebollas
- 3/4 de litro de caldo de verduras
- 1 ramillete de albahaca
- 1 ramillete de menta fresca
- sal y pimienta
- aceite de oliva

Dificultad: ★

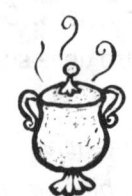

Sugerencias

El asado al horno y sin grasas es una de las mejores técnicas alternativas al hervido en algunas verduras, para dietas pobres en grasas.

SOPAS Y CREMAS BAJAS EN CALORÍAS

Caldo de algas y verduras

Tiempo de preparación: 35 minutos **Tiempo de cocción:** 15 minutos

Cortar las judías en rodajas, el puerro en juliana corta, los champiñones en láminas y el calabacín y la raíz de apio en dados pequeños. Romper las algas secas en trozos.

Llevar a ebullición el caldo de verduras e incorporar por este orden las verduras: primero la raíz de apio y las judías, 2 minutos después el puerro, 1 minuto después las algas y 3 minutos después los champiñones y el calabacín. Dejar cocer 5 minutos más y añadir las hojas de orégano fresco antes de servir. Rectificar de sal.

Sugerencias

Conviene vigilar con el punto de sal ya que las algas aportan una dosis bastante elevada de ésta, por lo que el caldo no deberá reducirse demasiado durante la cocción de las verduras y las algas.

Ingredientes
- 1 litro de caldo de verduras
- 1/2 calabacín mediano
- 1 puerro
- 100 g de raíz de apio
- 6 champiñones
- 100 g de judías verdes
- 1 sobre pequeño de alga seca *wakame*
- 1 sobre pequeño de alga seca *agar-agar*
- 1 sobre pequeño de alga seca *letucce de mer*
- 1/2 manojo de orégano fresco
- sal

Dificultad: ★★

Crema de habas tiernas con yogur, huevo y espárragos blancos

Tiempo de preparación: 20 minutos **Tiempo de cocción:** 25 minutos

Hervir las habas *al dente* en agua con sal y refrescarlas en agua con hielo. Escurrirlas y licuarlas con el caldo vegetal y el aceite virgen. Colar y rectificar de sal.

En un cuenco remover los yogures y rebajarlos con una porción de caldo de verduras. Aderezarlos con la salvia picada, sal y pimienta.

En una cacerola con 4 dedos de agua y un chorro de vinagre, casi a punto de ebullición, romper los huevos dentro y dejarlos cocer durante 6 minutos, dejando la yema semicruda.

Pelar la parte baja de los espárragos y eliminar la parte dura inferior. Hervirlos en agua salada, atados en un manojo, durante 8 o 10 minutos, según grosor.

En un plato sopero, servir la crema caliente, colocar el huevo en el centro, esparcir la salsa de yogur en forma de cordón y apoyar encima del huevo los espárragos hervidos cortados por la mitad.

Ingredientes
- 1 kg de habas tiernas desgranadas
- 1/2 litro de caldo vegetal
- 1/4 de vaso de aceite virgen
- 1 ramillete de hojas de salvia
- 2 yogures desnatados sin azúcar
- 4 huevos
- vinagre blanco
- 1 manojo de espárragos blancos frescos
- sal y pimienta

Dificultad: ★★

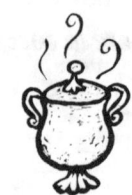

Sopas y cremas bajas en calorías

Consomé de apio con huevos de codorniz

Tiempo de preparación: 35 minutos **Tiempo de cocción:** 5 minutos

Cortar las ramas de apio en juliana muy fina. Reservar 12 hojas de las más tiernas. Escaldar los tomates en agua hirviendo. Pelarlos y extraer sus semillas. Cortar la pulpa en dados pequeños. Hervir los huevos de codorniz durante 4 minutos, refrescarlos y pelarlos.

Montar en el plato una montaña con una base de juliana de apio y los dados de tomate. Colocar en cada plato 3 huevos de codorniz partidos por la mitad y coronar con la rúcula y las hojas de apio aliñadas con sal de apio y aceite de oliva.

Servir el consomé bien caliente y a punto de sal en una jarra aparte, y servir en la mesa con cuidado de no desmontar la montaña o *bouquet*.

Ingredientes
- 1 litro de consomé de ave (reforzado de apio)
- 2 ramas de apio tiernas con hojas
- 12 huevos de codorniz
- 1 manojo de rúcula
- 4 tomates maduros
- sal de apio

Dificultad: ★★

Sugerencias

El refuerzo de apio para el consomé de ave debe ser el justo, ya que de lo contrario predomina demasiado su sabor. Si en la receta base del caldo de ave hablamos de 50 g para 3 litros y 1/2 de agua, como mucho doblaremos esa cantidad.

Crema de verduras de primavera

Tiempo de preparación: 35 minutos **Tiempo de cocción:** 35 minutos

Reservar para guarnecer: 4 puntas de espárrago, 4 ajos tiernos, 2 cebolletas y un puñado de guisantes y habas.

Con el resto de verduras realizar los siguientes pasos: cortar las cebolletas, los ajos y los espárragos en rodajas no muy gruesas. En una cacerola con poco aceite rehogar todas las verduras durante 15 minutos. Añadir el caldo vegetal hirviendo y dejar cocer todo durante 15 minutos más.

Triturar y colar si es necesario. Rectificar de sal. Si resulta demasiado espesa, aligerarla con más caldo vegetal.

Guarnecer con las verduras que hemos reservado hervidas en agua salada en su punto y levemente salteadas con aceite.

Ingredientes
· 1 litro de caldo vegetal
· 200 g de guisantes
· 100 g de habas tiernas
· 1 manojo de ajos tiernos
· 1/2 manojo de espárragos
· 1/4 de manojo de cebolletas
· sal

Dificultad: ★

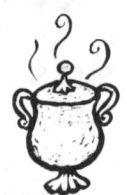

Sugerencias

Para realizar cualquier crema de verduras debemos tener en cuenta el tiempo de cocción de cada una y si es muy dispar entre ellas. Si es así deberemos rehogarlas por tiempo de cocción.

Sopa de pollo y hierbas aromáticas con espárragos

Tiempo de preparación: 45 minutos **Tiempo de cocción:** 15 minutos

Escaldar en agua hirviendo durante 5 segundos las hojas de las hierbas aromáticas con las de espinacas. Refrescarlas en agua con hielo y licuarlas con los caldos de pollo y setas (reservar 1 taza de cada) y el aceite virgen hasta obtener una sopa sedosa y fina. Colar y rectificar de sal.

Lavar las colmenillas cortadas por la mitad. Retirar la parte dura inferior de los espárragos silvestres y cortarlos en trozos de 6 cm de largo. En una sartén con poco aceite, saltear durante 3 o 4 minutos las colmenillas y añadir los espárragos, saltear 2 minutos más y añadir 1 taza de cada caldo. Dejar cocer hasta que reduzca casi todo el líquido.

Colocar en el medio del plato un *bouquet* con las setas y los espárragos y servir la sopa en sopera.

Ingredientes
- 1/2 litro de caldo de pollo
- 1/2 litro de caldo de setas
- 1 ramillete de perejil
- 1 ramillete de cilantro
- 1 ramillete de cebollino
- 1 manojo de espinacas frescas
- 1/4 de vaso de aceite virgen
- 1 manojo de espárragos silvestres
- 150 g de colmenillas frescas
- sal y pimienta

Dificultad: ★★

Sugerencias

Si no disponemos de espinacas frescas, podemos utilizarlas congeladas, teniendo en cuenta que el volumen es diferente. Un manojo de espinacas frescas equivale más o menos a 50 g de congeladas.

Crema de champiñones y gallina

Tiempo de preparación: 35 minutos **Tiempo de cocción:** 5 minutos

En una olla con poco aceite sofreír los 2 dientes de ajo y el perejil picados. Retirar la raíz y lavar los champiñones. Cortarlos en cuartos y rehogarlos en la olla hasta que suelten todo el jugo. Mojar con los dos caldos y dejar cocer durante 30 minutos. Triturar y rectificar de sal.

Pelar y cortar el resto de los ajos en láminas finas. En una sartén con aceite no demasiado caliente, freírlos hasta que adquieran un leve color tostado y queden crujientes. Escurrirlos a continuación.

Guarnecer la sopa con las pechugas de la gallina desmigadas y unos cuantos champiñones en crudo y cortados en láminas, y por encima los *chips* de ajo. Espolvorear con perejil picado.

Ingredientes
- 1/2 kg de champiñones
- 1/2 litro de caldo de setas
- 1/2 litro de caldo de gallina (recuperar las pechugas de la gallina para guarnecer)
- 6 dientes de ajo
- 1 ramillete de perejil
- sal
- aceite de oliva

Dificultad: ★★

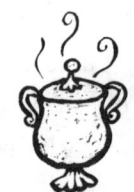

Sopas alrededor del mundo

Este apartado refleja un recorrido virtual por la cocina de sopas y cremas de diferentes países. No están todas las que son, pero sí que son todas las que están. He hecho una selección de las cocinas más representativas, ya sea por su expansión en el ámbito internacional, como por su exotismo o características diferenciales de la cocina que nosotros practicamos.

Como es de suponer, algunos productos utilizados en estas recetas, son desconocidos para nosotros y difíciles de encontrar. Muchos otros ya no lo son tanto, los encontramos en supermercados étnicos de nuestro territorio. Para los desconocidos y de difícil localización y a veces sustitución, he tratado de encontrarles un sustituto similar en características, aunque por su importancia dentro de la receta, que puede ser mínima, algunos los podremos calificar de opcionales.

Siempre es divertido adentrarse en otros territorios culinarios, ya que enriquecen el nuestro y nos dan visiones distintas sobre los hábitos del comer en todo el mundo. Subámonos a la cuchara y cerremos los ojos. El viaje comienza.

Sopa *minestrone*
ITALIA

Tiempo de preparación: 30 minutos **Tiempo de cocción:** 60 minutos

Cortar en juliana las hojas de lombarda, el apio, la calabaza, la zanahoria y el puerro. Cortar la cebolla en aros finos y el tomate en dados. En una cazuela con aceite rehogar la cebolla durante 15 minutos. Añadir el resto de verduras menos el tomate y rehogarlas 10 minutos a fuego suave. Añadir el tomate, rehogar 2 minutos y regar con 1 litro de agua o justo que cubra las verduras, salpimentar y cocer 20 minutos más. Añadir la hierbabuena y la albahaca picadas y agregar los fideos. Dejar cocer la pasta a fuego lento durante 5 o 6 minutos. Servir y espolvorear con el parmesano.

Sugerencias
Las sopas minestrone *tienen siempre una base de verduras y algo de pasta. Según en qué zonas de Italia se utilizan otras verduras que también varían según la estación. También se hallan variantes donde hay papada de cerdo y se sustituye el aceite por manteca de cerdo. Algunas variantes llevan también legumbres.*

Ingredientes
- 100 g de guisantes
- 1 ramita de apio
- 1 puerro
- 1 zanahoria
- 2 hojas grandes de col lombarda
- 100 g de calabaza
- 1 cebolla
- 2 tomates maduros
- 1/2 vaso de aceite de oliva
- 5 hojas de hierbabuena
- 2 hojas de albahaca
- 40 g de fideos finos
- 40 g de queso parmesano en polvo

Dificultad: ★

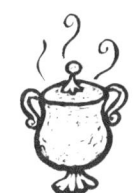

Pasta e fagioli (pasta y judías)
ITALIA

Tiempo de preparación: 30 minutos (más 12 horas de remojo) **Tiempo de cocción:** 3 horas

Poner a remojar las judías en una cazuela durante toda una noche en abundante agua tibia. Al día siguiente retirar el agua del remojo y añadir agua nueva tibia hasta 4 cm por encima de ellas.

Pelar los ajos y ponerlos en un saquito de gasa junto con el romero, y atarlo a una asa de la cazuela. Pelar la cebolla pero sin retirar la raíz para que no se desmenuce. Pelar la zanahoria y limpiar el apio, cortar ambos en dados. Añadir todo esto a las judías, echar un chorro de aceite y llevar a ebullición a fuego lento y con la cazuela tapada, durante 2 horas y 1/2 a 3 horas, hasta que las judías estén cocidas.

Retirar la cebolla y el saquito. Apartar un tercio de las judías y pasarlas por un tamiz o colador fino, y añadirlas de nuevo a la cazuela. Arrancar de nuevo el hervor y añadir la pasta, cocer *al dente* y salpimentar.

Sugerencias
Esta sopa se puede servir muy caliente o bien tomarse fría.

Ingredientes
- 500 g de judía *borlotti* (alubias pintas)
- 2 zanahorias
- 200 g de fideos agujereados
- 2 ramas de apio
- 1 cebolla
- 1 g de pimienta negra molida
- 1 ramillete de romero seco
- 1/4 de vaso de aceite de oliva
- 3 dientes de ajo

Dificultad: ✱✱

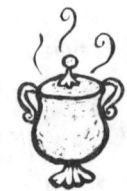

Dificultad: ✱✱

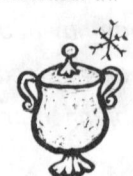

Solyanka de pescado
Rusia

Tiempo de preparación: 50 minutos **Tiempo de cocción:** 45 minutos

Introducir el pescado cortado en dados en una olla. Cubrir con agua fría, sobrepasándolo unos 2 cm y llevar a ebullición. Espumar, sazonar y dejar cocer a fuego lento 3 minutos. Retirar el pescado de la olla y reservarlo.

En una sartén con un poco de mantequilla, rehogar la cebolla picada durante 30 minutos. Añadir la salsa de tomate, dejar calentar y retirar del fuego. Incorporar este sofrito a la olla del agua de cocción del pescado, y agregar los pepinillos en rodajas finas, las alcaparras, el laurel y la pimienta en grano. Cocer a fuego suave durante 10 minutos.

Agregar de nuevo el pescado y dar un breve hervor. Disponer en cuencos las aceitunas verdes y el limón cortado en rodajas finas. Servir la sopa y espolvorear con perejil picado.

Ingredientes
- 750 g de pescado blanco
- 2 cebollas
- 2 cucharadas de salsa de tomate
- 150 g de pepinillo en vinagre
- 2 cucharadas de alcaparras
- 1 hoja de laurel
- pimienta negra en grano
- 150 g de olivas verdes sin hueso
- 1/2 limón
- 1 ramillete de perejil
- mantequilla
- sal

Dificultad: ★★

Sugerencias

Las solyankas *son un tipo genérico de sopas rusas que se caracterizan por llevar pepinillos, olivas y alcaparras, y en algunas recetas setas maceradas en vinagre. Pueden elaborarse con carne, pescado o vegetales. Existe una variante que termina el proceso de elaboración en el horno hasta conseguir una sopa seca.*

Bortsch
RUSIA

Tiempo de preparación: 30 minutos **Tiempo de cocción:** 1 hora 25 minutos

Pelar las zanahorias, la cebolla y el nabo y cortarlos en tiras. Retirar la piel del pollo y cortarlo en dados.

En una olla derretir la mantequilla y añadir el pollo y las verduras; sofreír durante 10 minutos hasta que el conjunto coja color.

Pelar las remolachas y cortarlas en dados medianos, añadirlos a la olla y cubrir con el caldo de ave, el vinagre, el laurel, el azúcar y salpimentar. Mezclar bien y dejar cocer a fuego moderado y tapado durante 45 minutos.

Pasados los 45 minutos, añadir el ramillete de eneldo y el de perejil, y echar el repollo cortado en dados. Dejar cocer 30 minutos más.

Retirar las hierbas y el laurel, y servir en los platos. Para finalizar la sopa, poner en el plato una cucharada de crema agria (o bien, el yogur mezclado con el zumo de limón).

Sugerencias

El Bortsch es una sopa de sabor agrio, al cual no estamos muy acostumbrados. Bastará con rebajar la cantidad de vinagre y de crema agria para suavizar esa característica.

Ingredientes
- 500 g de remolacha fresca
- 2 zanahorias
- 1 nabo
- 1/2 repollo
- 1 cebolla
- 400 g de muslo de pollo deshuesado
- 30 g de mantequilla
- 1 litro y 1/2 de caldo de ave
- 1/4 de vaso de vinagre de vino tinto
- pimienta negra molida
- laurel
- 10 g de azúcar
- 1 ramillete de perejil
- 1 ramillete de eneldo
- 120 g de crema agria (o 1 yogur natural y 1/2 taza pequeña de zumo de limón)

Dificultad: ★★

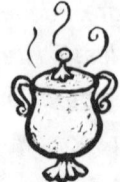

También se le añade, según en qué zonas, variantes del cerdo como el tocino entrevetado y alguna pieza de ternera.

Bullabesa
Francia

Tiempo de preparación: 50 minutos **Tiempo de cocción:** 30 minutos

Colocar en una cazuela baja 2 cucharadas de aceite, la cebolla y el puerro cortados en láminas finas y llevar a fuego lento, removiendo hasta que estén cocidos y no hayan tomado color. Agregar los pescados limpios de vísceras, escamas y aletas, y sin cabeza (con las cabezas realizar un caldo de pescado). Agregar las hierbas picadas, el laurel, el ajo picado, el tomate, sin piel ni pepitas cortado en dados, el azafrán y un chorrito de anís, y cubrir con el caldo realizado con las cabezas (2 litros aproximadamente). Salpimentar y agregar la mantequilla cortada en trozos pequeños y el resto del aceite.

Poner a hervir a fuego vivo, y en cuanto empiece a hervir, agregar la langosta troceada. Dejar cocer a borbotones durante 15 minutos. Bajo la violenta ebullición, los jugos del pescado, el caldo, el aceite y la mantequilla, se combinan y se ligan para alcanzar la textura de un potaje cremoso. Escurrir con cuidado los pescados que serán presentados en una fuente en la mesa. Colocar la crema en una sopera donde habremos puesto el pan troceado y previamente regado con aceite, tostado en el horno y frotado con ajo.

Ingredientes
- 1 kg de pescados no muy grandes (salmonetes, escórpora, pescadilla, congrio, san pedro)
- 1 langosta de 500 g
- 1 cebolla
- 1 puerro
- 2 tomates maduros
- 2 dientes de ajo
- 1 ramillete de perejil
- 1/4 de vaso de aceite de oliva
- 1 ramillete de tomillo fresco
- 1 ramillete de ajedrea
- 1 hoja de laurel
- 1 ramita de hinojo
- 2 cucharadas de postre de azafrán
- anís
- 30 g de mantequilla
- pan blanco

Dificultad: ★★★

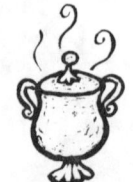

Sugerencias

Esta sopa o potaje debe consumirse inmediatamente después de su preparación porque sino su ligazón natural desaparece.

Es un plato provenzal y marsellés, originario de las costumbres alimenticias de los pescadores del lugar. Los restauradores y los gustos meridionales la han convertido en un manjar exquisito.

Sopa *pistou*
FRANCIA

Tiempo de preparación: 50 minutos **Tiempo de cocción:** 45 minutos

Cortar los puerros, la cebolla pelada, el calabacín y la patata pelada en rodajas. Pelar y cortar la zanahoria en palos no muy gruesos. Cortar la calabaza pelada y sin pepitas en dados medianos, y cortar las judías verdes en trozos de 1 cm. En una cazuela con agua con sal, introducir la zanahoria, la cebolla, el puerro, la calabaza y la patata, junto con las alubias frescas y el atadillo de hierbas y apio. Dejar cocer tapado y a fuego moderado durante 30 minutos. Añadir las judías verdes, el calabacín y los macarrones y dejar cocer 15 minutos más (este tiempo dependerá del tipo de pasta y de la cocción de las judías verdes).

Para la salsa *pistou*, majar en un mortero los ajos, las hojas y flores de albahaca, sal y pimienta. Una vez conseguida una masa homogénea, añadir el queso, el tomate y el aceite, alternativamente y en varias veces hasta que la mezcla quede uniforme. Servir la sopa bien caliente y la salsa aparte en una salsera.

Sugerencias

La salsa pistou *debe removerse bien antes de servirse cada vez. Si no disponemos de alubias frescas deberemos utilizar secas, teniendo en cuenta que debemos ponerlas en remojo y que serán lo primero que pongamos a hervir.*

Ingredientes
- 2 puerros
- 1 cebolla
- 1 zanahoria
- 3 patatas medianas
- 300 g de calabaza
- 175 g de alubias blancas frescas
- laurel, tomillo, orégano y apio (atadillo)
- 2,5 litros de agua
- 150 g de judías verdes
- 1 calabacín
- 80 g de macarrones cortos
- sal

Para la salsa pistou:
- 2 dientes de ajo
- 30 g de hojas y flor de albahaca
- 45 g de queso parmesano en polvo
- 1 tomate maduro
- 1/2 vaso de aceite de oliva
- sal y pimienta

Dificultad: ★★

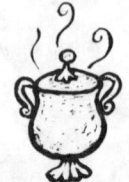

Sopa *mulligatawny*
Inglaterra

Tiempo de preparación: 40 minutos **Tiempo de cocción:** 1 hora 30 minutos

Majar en un mortero los ingredientes de la pasta de curry hasta obtener una pasta homogénea. En una cazuela con la mantequilla dorar las aves cortadas pequeñas (4 trozos de cada 1/4). Agregar la cebolla picada gruesa y rehogarla 15 minutos. Añadir la pasta de curry y el queso fresco. Rehogar a fuego lento sin dejar de remover, hasta que lo que se pega en el fondo de la cazuela esté bien dorado. Añadir 2 litros y 1/2 de agua y una pasta majada en el mortero hecha con el clavo rehogado en un poco de mantequilla y zumo de limón. Dejar cocer 1 hora.

Retirar las aves y pasar la sopa por un tamiz. Calentarla de nuevo y servir en cuencos con el ave y arroz hervido.

Sugerencias
Puede acompañarse también de dados de manzana cruda.

Ingredientes
- 1/2 pollo o gallina (o mitad de cada)
- 1 cebolla grande
- 50 g de mantequilla
- 80 g de arroz largo
- 120 g de queso fresco blando
- clavo de olor
- 1/2 limón

Para la pasta de curry (medidas en cucharaditas):
- 4 de cebolla picada
- 1/4 de ajo picado
- 1 de cúrcuma molida
- 1/2 de bayas de cilantro asadas y molidas
- 1 de chile negro molido
- 1/4 de comino asado y molido
- 1/2 de jengibre molido

Dificultad: ★★

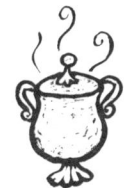

Sopa de chucrut
Alemania

Tiempo de preparación: 20 minutos **Tiempo de cocción:** 3 horas 15 minutos

Dorar la cebolla picada en mantequilla, espolvorearla con la harina y cocer 2 minutos. Agregar el chucrut en picada gruesa y previamente escaldado con agua caliente y escurrido a presión, para extraer toda el agua. Mojar con el caldo de pollo caliente y dejar hervir 10 minutos.

En una olla con agua hirviendo, blanquear durante 5 o 6 minutos el trozo de pecho de buey. Retirarlo del agua y añadirlo a la sopa, junto a la ramita de perejil, el laurel y la pimienta molida. Dejar cocer durante 2 horas y 15 minutos o 3 horas a fuego muy lento.

En el momento de servir, retirar el perejil y el laurel, cortar la carne en dados y desgrasar bien.

Sugerencias
El chucrut se vende en conserva. Si no disponemos de él podemos cambiarlo por el corazón de una col mediana.

Ingredientes
- 40 g de mantequilla
- 1/2 cebolla
- 20 g de harina
- 200 g de chucrut
- 2 litros de caldo de pollo
- 400 g de pecho de buey
- 1 ramillete de perejil
- 1/2 hoja de laurel
- pimienta

Dificultad: ★★

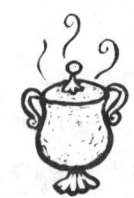

Sopa de almejas
Estados Unidos, Nueva Inglaterra

Tiempo de preparación: 20 minutos **Tiempo de cocción:** 45 minutos

Poner en un cazo el agua a hervir y cuando arranque el hervor, añadir las almejas durante 5 o 6 minutos hasta que estén bien abiertas. Retirarlas del agua y reservar ésta. Separar las almejas de su concha y picarlas finas.

En un cazo con un poco de mantequilla, sofreír la panceta cortada en dados pequeños, añadir la cebolla en rodajas finas y rehogarla durante 15 minutos. Agregar el agua de abrir las almejas y la patata en dados. Cocer 20 minutos. Agregar el resto de la mantequilla, la leche y la nata y calentar sin llegar a hervir, removiendo constantemente. Salpimentar y añadir las almejas picadas. Servir acompañada de *crakers* (galletas saladas).

Ingredientes
- 750 g de almejas vivas
- 1/2 litro de agua
- 100 g de panceta de cerdo
- 1 cebolla
- 2 patatas medianas
- 30 g de mantequilla
- 1/4 de litro de leche
- 1/4 de litro de nata líquida
- sal y pimienta
- *crakers*

Dificultad: ★★

Philadelphia pepper pot
Estados Unidos, Filadelfia

Tiempo de preparación: 30 minutos **Tiempo de cocción:** 4 horas 15 minutos

Poner a cocer en agua un atadillo con las hierbas, el morcillo y las tripas durante 3 horas a fuego muy lento. Espumar cuando arranque el hervor. A las 2 horas de cocción añadir sal y pimienta en grano chafada.

Pasado ese tiempo, retirar la tripa y el morcillo y cortarlos en trozos de 2 cm. Añadir al caldo la cebolla entera claveteada, dejar cocer 1 hora y añadir la patata en dados y, de nuevo, la carne. Rectificar de sal y dejar cocer la patata.

Para las albóndigas, mezclar los ingredientes con agua helada hasta obtener una pasta que se pueda trabajar. Formar bolas del tamaño de una nuez y cocerlas en el caldo 8 o 10 minutos. Servir y espolvorear con perejil picado. Acompañar con pan moreno y mantequilla.

Ingredientes
- 500 g de tripa de buey joven
- 500 g de morcillo de buey
- 3 litros de agua
- laurel, perejil y hojas de apio
- 10 g de pimienta en grano
- 1 cebolla claveteada
- 2 patatas
- perejil picado

Para las albóndigas:
- 90 g de grasa de riñón de buey picada
- 135 g de harina
- sal

Dificultad: ★★★

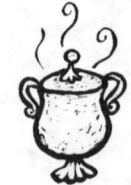

Soppi Mondongo (sopa de tripas)
Caribe

Tiempo de preparación: 50 minutos **Tiempo de cocción:** 3 horas 10 minutos

Mojar las tripas de ternera con el zumo de lima, y dejar macerar durante 10 minutos. Pasar las tripas y los pies, previamente escaldados, a una olla con el agua y la sal. Cocer durante 2 horas y 15 minutos. Añadir la carne de ternera previamente cocida en agua hirviendo durante 45 minutos. Dejar cocer 10 minutos y enfriar la sopa.

Cortar la tripa, la carne y el pie deshuesado en dados. Arrancar el hervor del caldo y añadir las carnes cortadas y la cebolla, el apio, la chalota y el pimiento, picados gruesamente, y el boniato, la calabaza y la patata, en dados. Condimentar con la nuez moscada, el chile verde picado, pimienta y clavo molido. Dejar cocer 30 minutos y servir acompañado de las alcaparras, las pasas, las aceitunas y picatostes.

Sugerencias
Los cocineros de Curaçao recomiendan dejarla enfriar una vez acabada, al menos 3 horas, y volver a calentarla. Una vez caliente la aliñan con un chorrito de jerez seco o de coñac.

Ingredientes
- 250 g de tripa de ternera
- 2 cucharadas de zumo de lima
- 1/2 pie de cerdo
- 100 g de buey salado en conserva
- 1 litro y 1/2 de agua
- 1/2 cebolla
- 1 chalota
- 1 ramita de apio
- 250 g de calabaza
- 1/4 de boniato
- 1 patata
- 6 aceitunas verdes
- 1/2 cucharada de alcaparras
- 1/2 cucharada de pasas de Corinto
- 1/2 pimiento verde
- 1/4 de chile verde picado
- pimienta, nuez moscada y clavo

Dificultad: ★★

Chupe de camarones
PERÚ

Tiempo de preparación: 50 minutos **Tiempo de cocción:** 1 hora 15 minutos

En un cazo grande con un poco de aceite y a fuego suave sofreír el pimiento, la cebolla y el ajo picados hasta que se ablanden. Agregar el tomate y el orégano y dejar cocer 5 minutos más. Añadir el pimentón y la guindilla y cubrir rápidamente con 1 litro y 1/2 de agua caliente. Incorporar las cabezas y las pieles de los camarones y llevar a ebullición con el cazo tapado y a fuego lento durante 30 minutos.

Colar el caldo por un chino, presionando sobre la parte sólida. Llevar de nuevo a ebullición el caldo colado y añadir las patatas en dados, los guisantes y el arroz. Salpimentar y dejar cocer tapado 15 minutos. Añadir las colas de camarón cortadas en trozos y cocerlas 5 minutos.

Para finalizar añadir las huevas de pescado y romper los huevos sobre la sopa, sin dejar de remover, para que coagulen a trozos. Añadir la nata líquida, esperar 1 minuto y servir espolvoreado con el perejil picado.

Ingredientes
- 1 cebolla
- 1 diente de ajo
- 1 pimiento rojo
- 1 tomate maduro
- 1 cucharadita de pimentón
- 1 cucharadita de orégano
- 1 cucharadita de guindilla molida
- 600 g de camarones
- 400 g de patatas
- 100 g de arroz
- 100 g de guisantes
- 1 lata de huevas rojas de pescado
- 2 huevos
- 1/4 de vaso de nata líquida
- 1 ramillete de perejil
- aceite de girasol
- sal y pimienta

Dificultad: ★★

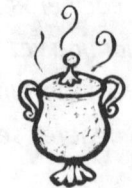

Sugerencias

Podemos sustituir los camarones por gambas u otro crustáceo e incluso algo de pescado.

Los chupes son guisos nutritivos que se realizan también con carnes y pescados, según las regiones donde se cocina. Es una receta extendida por varios países de América latina y con pocas diferencias entre ellas. Tan sólo varían los productos autóctonos de cada país.

Lamen
JAPÓN

Tiempo de preparación: 30 minutos **Tiempo de cocción:** 10 minutos

Hervir los tallarines en abundante agua hasta que estén *al dente*. Escurrirlos y refrescarlos. Reservar.

Llevar el caldo de pollo a ebullición y añadir la salsa de soja, el sake y el azúcar. Agregar de nuevo los tallarines. Servir en cuencos grandes y echar por encima la cebolleta en juliana fina, el cerdo asado en tiras, los brotes de soja y la col picada.

Sugerencias

Aun siendo un plato de la cocina japonesa, sus orígenes se remontan a la antigua China. A través de los años ha sufrido transformaciones, así, en su país de origen lo más importante es la pasta, y en Japón, la calidad del caldo.

Ingredientes
- 400 g de tallarines al huevo
- 1 litro de caldo de pollo
- 8 cucharadas de salsa de soja
- 4 cucharadas de sake
- 4 cucharadas de azúcar
- 2 cebolletas
- 200 g de cerdo asado
- 100 g de brotes de soja
- 50 g de col china

Dificultad: ★

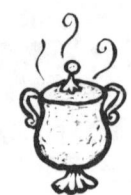

Sopa de fideos y hierbas asiáticas
Vietnam

Tiempo de preparación: 20 minutos **Tiempo de cocción:** 25 minutos

Hervir los *vermicelli* en agua durante 3 minutos y escurrirlos. Colocarlos en 4 cuencos y coronarlos con la albahaca, la menta y los brotes de soja y guisante.

Poner en una cacerola el caldo, las hojas de lima, el chile y el jengibre, y llevar a ebullición. Incorporar el pollo y pocharlo durante 4 minutos. Retirarlo y cortarlo en tiras. Dejar hervir el caldo 5 minutos más.

Colocar las tiras de pollo sobre los fideos y las hierbas y escaldar por encima con la sopa colada. Servir inmediatamente.

Sugerencias

Los vermicelli *de arroz se encuentran en los supermercados asiáticos y en algunos grandes almacenes.*

Ingredientes
- 200 g de fideos *vermicelli* de arroz
- 12 hojas de menta vietnamita
- 12 hojas de albahaca
- 100 g de brotes de soja
- 100 g de brotes de guisante
- 1 litro de caldo de pollo
- 8 hojas de lima Kafir
- 2 chiles rojos
- 4 rodajas de jengibre
- 4 filetes de pechuga de pollo

Dificultad: ★

Baitang Jiyu (sopa de carpa dorada)
China

Tiempo de preparación: 20 minutos **Tiempo de cocción:** 25 minutos

Realizar unos cortes en forma de cuadros encima de los lomos de la carpa. Dorarla en una cazuela con la manteca de cerdo no muy caliente y a fuego vivo. Añadir el vino amarillo, el 1/2 puerro entero y el jengibre. Mojar con 1/4 de litro de agua. Dejar cocer 8 minutos. Sazonar y añadir las setas, el cerdo asado a tiras, el bambú laminado y el *weijing*. Dejar cocer 2 minutos y retirar el puerro y el jengibre. Colocar la carpa en la sopera con los demás ingredientes encima. Calentar la manteca de gallina y escaldar el conjunto. Servir la sopa por encima, bien caliente.

Ingredientes
- 500 g de carpa en filete
- 50 g de brotes de bambú cocidos
- 25 g de cerdo asado
- 25 g de setas *shitake*
- 50 g de vino amarillo
- 3 g de *weijing* (opcional)
- 1/2 puerro
- 2 rodajas de jengibre
- 75 g de manteca de cerdo
- 10 g de manteca de gallina

Dificultad: ★★★

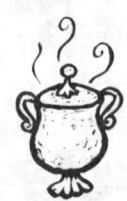

Sugerencias
Podemos sustituir el cerdo asado por jamón dulce.

La manteca de gallina la podemos conseguir en la pollería. Las setas shitake *secas hay que remojarlas primero y las encontraremos, junto con el vino amarillo, en un supermercado oriental. Este último se puede sustituir por vino blanco.*

Sopa agria y picante de gambas
Tailandia

Tiempo de preparación: 20 minutos **Tiempo de cocción:** 25 minutos

En un cazo con un poco de aceite, dorar las cabezas de las gambas durante 3 minutos. Machacarlas y cubrirlas con 1 litro de agua. Agregar la piel de limón, la guindilla en finas rodajas y sal. Llevarlo a ebullición y dejar cocer tapado a fuego lento durante 15 minutos.

Colar el caldo y devolverlo al recipiente. Incorporar las gambas peladas y dejarlas cocer 5 minutos. Apartar la sopa del fuego y añadir la salsa *Oshin*, el zumo de lima y la guindilla molida. Servir con hojas de cilantro fresco picadas.

Sugerencias
La salsa Oshin *es una salsa que se encuentra preparada y envasada en los supermercados orientales.*

Ingredientes
- 400 g de gambas
- 1 cucharada de piel de limón rallada
- 1 guindilla fresca
- 2 cucharadas de salsa de pescado *Oshin*
- 2 cucharadas de zumo de lima
- cilantro fresco
- 1 cucharadita de guindilla molida
- aceite de cacahuete o girasol
- sal

Dificultad: ★★

Sopa de alubias y coco
Tanzania

Tiempo de preparación: 20 minutos **Tiempo de cocción:** 1 hora

En una cazuela derretir la mantequilla y rehogar durante 12 minutos la cebolla picada y el pimiento picado.

Añadir las especias y rehogar unos segundos. Agregar los tomates escaldados, pelados, sin pepitas y cortados en dados. Prolongar la cocción durante 35 minutos.

Incorporar las alubias, la leche de coco y 3/4 de litro de agua. Dejar hervir a fuego lento y tapado durante 10 minutos. Agregar el arroz hervido y salpimentar.

Dejar reposar 2 minutos y servir espolvoreado con el coco rallado.

Ingredientes
- 1 cebolla
- 1 pimiento verde
- 1/2 cucharadita de comino molido
- 1/2 cucharadita de cilantro molido
- 1/2 cucharadita de cúrcuma
- 1/2 cucharadita de canela en polvo
- 600 g de tomates maduros
- 400 g de alubias rojas cocidas
- 1 vaso de leche de coco
- 75 g de arroz cocido
- 20 g de coco fresco rallado
- mantequilla
- sal y pimienta

Dificultad: *

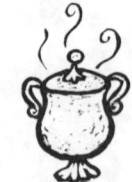

Harira
MARRUECOS

Tiempo de preparación: 20 minutos (más 1 hora de remojo)   **Tiempo de cocción:** 50 minutos

Remojar las lentejas en agua fría durante 1 hora y escurrirlas. Llevar a ebullición 1 litro de agua y añadir las lentejas, el cordero en dados y la cebolla picada. Dejar cocer a fuego lento durante 30 minutos, sacudiendo de vez en cuando la cazuela.

A continuación añadir las especias. Después los tomates pelados y picados y el jengibre picado. Salpimentar y prolongar la cocción 20 minutos más.

Para finalizar añadir hojas de cilantro frescas y unas hebras de azafrán y servir.

Sugerencias

La harira *es la sopa por excelencia del Magreb. Tiene multitud de variantes, como cambiar el cordero por pollo, sin carne, con cualquier tipo de judías o garbanzos, incluso con arroz. Hay quien también la aliña con hojas de perejil y zumo de limón.*

Ingredientes
- 175 g de lentejas peladas
- 150 g de cuello de cordero
- 1 cebolla
- 1 pimiento rojo
- 6 tomates maduros
- 1 cucharadita de jengibre fresco
- 1/2 cucharadita de cúrcuma
- 1/2 cucharadita de canela en polvo
- 1/2 cucharadita de nuez moscada
- 1/2 cucharadita de guindilla molida
- cilantro fresco
- azafrán
- sal y pimienta

Dificultad: ★★

Sopa de espinacas con yogur
Egipto

Tiempo de preparación: 30 minutos **Tiempo de cocción:** 45 minutos

Lavar las espinacas, escurrirlas y picarlas a grosso modo. Sofreír la cebolla picada en una cazuela con aceite durante 20 minutos a fuego lento. Añadir las espinacas y el puerro en finas rodajas y removerlo un par de minutos. Agregar la cúrcuma y el arroz, rehogar unos segundos y cubrir con 800 ml de agua hirviendo. Salpimentar y cocer durante 17 minutos hasta que el arroz esté cocido.

Batir bien el yogur con el diente de ajo machacado. Incorporarlo a la sopa, mezclando bien, y mantener en el fuego unos instantes para que se caliente pero sin llegar a hervir. Servir.

Ingredientes
- 400 g de espinacas frescas
- 1 cebolla
- 1 puerro
- 1/2 cucharada de cúrcuma
- 100 g de arroz
- 400 g de yogur natural
- 1 diente de ajo
- aceite de girasol
- sal y pimienta

Dificultad: *

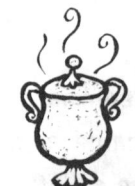

Sopa de verduras y cacahuetes
Sierra Leona

Tiempo de preparación: 20 minutos **Tiempo de cocción:** 25 minutos

Mezclar los tres caldos y llevarlos a ebullición. Añadir las verduras picadas. Tapar y dejar cocer a fuego lento durante 30 minutos. Triturar con la batidora.

En una sartén aparte y sin engrasar, tostar los cacahuetes. Pelarlos y majarlos en un mortero y añadirlos a la crema. Dejar cocer otros 30 minutos, rectificar de sal y pimienta y servir.

Ingredientes
- 1/3 de litro de caldo de ternera
- 1/3 de litro de caldo de pollo
- 1/3 de litro de caldo de verduras
- 1 cebolla
- 2 puerros
- 2 zanahorias
- 100 g de cacahuetes crudos
- sal y pimienta

Dificultad: ★

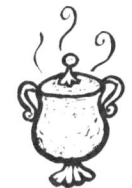

Sopas para ocasiones especiales

Cocinar para alguien es, sin duda, una de las expresiones sociales en la que más intentamos esforzarnos para quedar bien, y más aún si se trata de una ocasión especial. El simple hecho de cocinar cualquier receta con dedicación y esmero merece todos los calificativos extraordinarios, habidos y por haber, del comensal que tenemos en la mesa, desde la receta más sencilla y económica, hasta la más elaborada y lujosa.

No obstante, este apartado refleja una serie de recetas donde adquieren protagonismo algunos de los productos más lujosos o más exclusivos y reservados para ocasiones especiales que requieren todo este despliegue de poder palatal.

Cocínenlas con amor y delicadeza, degusten los preciados sabores y aromas de estos productos y disfruten con ellos, porque, total, un día es un día.

Gazpacho de mar con percebes

Tiempo de preparación: 30 minutos **Tiempo de cocción:** 5 minutos

Poner a hervir un cazo de agua con sal (la justa para cubrir los percebes). Cuando arranque el hervor añadir los percebes y retirar del fuego. Dejarlos en el agua de 1 a 3 minutos según tamaño. Retirarlos y refrescarlos bajo el grifo. Vaciar la carne del percebe y recuperar el jugo de dentro.

Escaldar y pelar los tomates; retirar las semillas. Pelar el pepino y limpiar las cebolletas. Triturar las verduras con el caldo de marisco, el pan, el aceite, una parte del agua de cocinar los percebes y el jugo que dejan. Colar si es necesario y rectificar de sal.

Lavar la lechuga y retirar los tallos. Cortar las hojas en juliana fina. Poner en el plato un montoncito de lechuga y colocar los percebes encima. Servir el gazpacho de mar en sopera aparte.

Ingredientes
- 8 tomates maduros
- 1/2 pepino
- 2 cebolletas
- 1/2 litro de caldo de marisco
- 1/4 de vaso de aceite de oliva virgen
- 100 g de miga de pan blanco
- 300 g de percebes
- 1/4 de lechuga romana
- sal

Dificultad: ★★

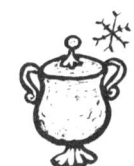

Sugerencias

Para cocer los percebes lo mejor es agua de mar. Si podemos conseguirla debemos hervirla antes, durante 5 minutos.

Sopa de apio con gambas y tomate

Tiempo de preparación: 20 minutos   **Tiempo de cocción:** 50 minutos

Lavar y cortar el apio en rodajas. En un cazo derretir la mantequilla a fuego suave y rehogar el apio durante 5 minutos, añadirlo al caldo vegetal y retirar del fuego. Sazonar y licuar en vaso batidor, Thermomix o túrmix. Colar y reservar.

Pelar las gambas y reservar la cola. Con la cabeza hacer un aceite de gamba, cubriéndolas lo justo de aceite de girasol en un cazo. Con el fuego al mínimo deberemos ir templando el aceite pero sin superar los 50 o 60º C en ningún momento, por lo que lo retiraremos y pondremos en el fuego de manera intermitente. Este proceso se alargará de 30 a 45 minutos. Seguidamente colaremos el aceite, prensando ligeramente las cabezas.

Escaldar los tomates, pelarlos, cortarlos en cuartos y retirar las semillas. En un cazo con el aceite de gamba semicaliente colocaremos el tomate y las cebolletas cortadas en rodajas muy finas durante 4 o 5 minutos para confitarlos. Retirar del aceite y reservar. Hervir la pasta *al dente* y refrescar. Cortar las hojas tiernas de apio en juliana fina. En una sartén con aceite saltear las gambas salpimentadas en su justa medida.

Para montar el plato colocaremos la pasta, el tomate y la cebolleta en el centro, todo ello sazonado con sal de apio, pondremos las gambas enci-

Ingredientes
- 4 ramas de apio
- 1 litro de caldo vegetal
- 100 g de mantequilla
- 8 gambas medianas
- 2 tomates de ensalada grandes
- hojas tiernas de apio
- sal de apio
- 150 g de *tagliatelle* al huevo
- 2 cebolletas finas
- 1/2 vaso de aceite de girasol

Dificultad: ★★

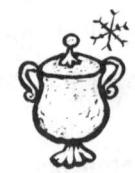

ma y lo coronaremos con la juliana de hoja de apio.

Realizaremos alrededor un cordón de aceite de gamba y serviremos la sopa a temperatura ambiente en una jarra, ya en la mesa.

Consomé de langosta con aguacate

Tiempo de preparación: 30 minutos **Tiempo de cocción:** 10 minutos

En una olla con agua salada hirviendo, sumergir las colas de la langosta durante 1 minuto. Refrescarlas en agua con hielo. Retirar la cabeza y pelar las colas (utilizar la cabeza y las pieles para hacer el caldo de marisco, receta base en pág. 32, y clarificar según receta pág. 37). En una sartén con aceite cocer las colas de langosta 2 minutos por cada lado y reservar.

Pelar y picar las chalotas, cortar el aguacate en dados pequeños y picar los champiñones limpios y crudos. Mezclar y aliñar el conjunto con un aceite de cebollino (triturar el cebollino con el aceite de girasol hasta obtener un aceite verde fino), sal y pimienta.

Calentar ligeramente 1/4 del consomé de langosta y retirar del fuego, diluir en él las hojas de gelatina previamente remojadas en agua fría durante 3 minutos. Mezclar con el resto del consomé sin dejar de remover con cuidado. En el centro del plato colocar, con la ayuda de un molde circular pequeño, una base de 1 cm de alto de aguacate, chalota y champiñones bien escurridos del aliño. Disponer encima la langosta cortada en finas rodajas y servir el consomé frío semigelatinado alrededor. Aliñar las rodajas con unas gotas de aceite de cebollino.

Ingredientes
- 2 langostas de 300 g
- 1 litro de caldo de langosta clarificado (hecho con las cabezas y pieles de la langosta)
- 2 hojas de gelatina
- 1 aguacate maduro
- 150 g de champiñones
- 2 chalotas
- 1/4 de manojo de cebollino
- 1/3 de vaso de aceite de girasol
- sal y pimienta

Dificultad: ★★★

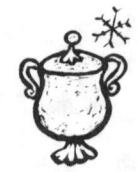

Sugerencias
Podemos realizar el mismo plato con otro marisco de menor precio o que nos guste más.

SOPAS PARA OCASIONES ESPECIALES

Sopa de pichón con habitas

Tiempo de preparación: 50 minutos **Tiempo de cocción:** 5 minutos

Vaciar los pichones de sus intestinos y quemar el resto de plumas. Deshuesarlos retirando primero los muslos (que reservaremos para otra ocasión) y después las pechugas. Retirar la piel de las pechugas y salpimentarlas. Con las carcasas realizar un fondo infusionado y clarificarlo.

Escaldar durante 10 segundos las habitas y retirarles el pellejo. Calentar una parte del consomé sin que llegue a hervir y pochar durante 2 minutos las pechugas. Cortarlas en finas lonchas y distribuirlas en el fondo del plato. Colocar las habitas peladas alrededor y cubrir el conjunto con el consomé de pichón frío.

Acabar el plato con una cucharada de nata montada, aliñada con sal, pimienta y las hierbas aromáticas picadas.

Ingredientes
· 2 pichones
· 1 litro y 1/2 de consomé de pichón hecho con las carcasas (receta base pág. 26)
· 200 g de habas pequeñas sin vaina
· 4 cucharadas de nata montada
· hierbas aromáticas (perifollo, cebollino y eneldo)
· sal y pimienta

Dificultad: ★★★

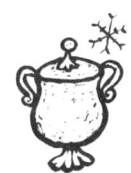

Sugerencias

Para realizar el fondo de pichón debemos añadir alguna carcasa más de ave, ya sea 2 de pichón o 1 de pollo, puesto que con las dos no tenemos bastante.

Podemos pedirle al tendero que nos deshuese los pichones.

El coste de esta receta puede ser menor si utilizamos codornices en lugar de pichones u otra ave de pequeño tamaño.

Crema de trigueros con buey de mar, crema doble y cebollino

Tiempo de preparación: 40 minutos **Tiempo de cocción:** 15 minutos

Ingredientes
- 2 manojos de espárragos trigueros
- 1/4 de vaso de aceite de oliva virgen
- 1/2 litro de caldo de verduras (utilizar la parte dura del espárrago en la receta base)
- 100 g de crema doble
- 1/4 de vaso de leche
- 1/4 de manojo de cebollino
- 1 buey de mar de 500 g
- 1 cebolla
- 1 ramita de apio
- 1 hoja de laurel
- pimienta en grano
- sal y pimienta molida

Dificultad: ★★★

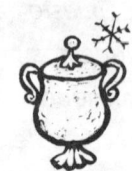

Retirar la parte dura de los espárragos, lavarla y utilizarla para elaborar el caldo de verduras (seguir receta base pág. 29). En un cazo con agua hirviendo con sal, cocer los espárragos atados con hilo de bridar durante 6 minutos y enfriarlos en agua con hielo. Con el Thermomix o bien con el túrmix, triturar los espárragos con el caldo de verduras, hasta obtener una crema ligera. Colar si es necesario y de nuevo con el Thermomix o túrmix emulsionarla añadiendo el aceite en fino chorro, como si se tratase de una mayonesa. Rectificar de sal.

Para cocer el buey de mar colocar en una olla la cebolla en cuartos, la ramita de apio, el laurel, sal y pimienta en grano, llenarla con 2 litros de agua y arrancarle el hervor durante 10 minutos. Añadir el buey de mar al agua y dejarlo cocer 7 minutos, retirar y enfriarlo en agua con hielo. Con cuidado de no dejar trozos de caparazón, abrir el buey de mar y sus pinzas y extraer la carne. Desmigarla y aliñarla con sal, pimienta y aceite de oliva. Reservar.

En un cuenco, sazonar la crema doble y la leche con sal, pimienta y el cebollino picado. Servir en el plato o bol con carne de buey de mar en el fondo, llenar con la crema y regar encima con un par de cucharadas de crema doble al cebollino.

Sugerencias

Podemos sustituir la crema doble por yogur.

La crema debe servirse a temperatura ambiente, no demasiado fría.

Al tener los espárragos muchas hebras, conviene colar la crema para extraerlas.

Sopa de trufas Elysée

Tiempo de preparación: 40 minutos **Tiempo de cocción:** 25 minutos

Reducir el consomé de ave hasta obtener solo 1 litro. Picar finamente las verduras y rehogarlas en mantequilla durante 20 minutos; escurrirlas bien.

Coger 4 cuencos de barro o porcelana individuales y repartir dentro las verduras, después la trufa cortada finamente en láminas, el hígado a dados irregulares y rellenar con el consomé.

Extender la masa de hojaldre hasta 1 mm de espesor y cortar 4 círculos de 1 cm más que el diámetro de la boca del cuenco. Untar los bordes exteriores del cuenco con agua y cubrir la boca del mismo con el hojaldre, intentando que quede hermético. Pintar la base del hojaldre con las yemas de huevo.

Precalentar el horno a 220° C e introducir los cuencos. La cocción será rápida (de 3 a 5 minutos). En cuanto el hojaldre coja color dorado y se hinche ya estará lista para servir al momento. Debe comerse rompiendo el hojaldre y dejando que caigan los trozos en su interior.

Ingredientes
- 160 g de trufa negra fresca cruda (*Tuber Melanosporum*)
- 100 g de hígado graso de pato
- 200 g de masa de hojaldre
- 3 litros de consomé de ave
- 2 yemas de huevo
- 50 g de champiñones
- 50 g de zanahoria
- 50 g de cebolla
- 50 g de apio
- 50 g de mantequilla

Dificultad: ★★★

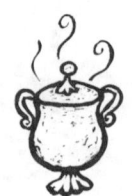

Nota

Poco hay que sugerir de esta sopa que creó el gran cocinero francés Paul Bocuse en honor de M. y Mme. Valéry Giscard d'Estaing, con ocasión de un suculento almuerzo, que reunió a los mejores maestros

cocineros de Francia, el día que el Presidente de la República francesa impuso a Paul Bocuse la Cruz de la Legión de Honor en calidad de embajador de la cocina francesa, el 25 de febrero de 1975.

Crema de judiones de la granja con almejas

Tiempo de preparación: 50 minutos **Tiempo de cocción:** 1 hora 15 minutos

Realizar un sofrito: dorar los ajos en láminas, agregar la cebolla picada y cocer a fuego lento durante 30 minutos hasta que quede bien confitada. Escaldar los tomates, pelarlos y retirar las semillas, cortarlos en dados y añadirlos al sofrito. Cocer 30 minutos más.

Añadir los judiones y agregar el caldo caliente. Dejar hervir 10 minutos y triturar hasta obtener un puré fino y ligero.

En un cazo con 2 dedos de agua hirviendo, ir sumergiendo las almejas durante unos segundos hasta que se abran; retirarlas y separarlas de su concha. Añadir el agua de esta cocción a la crema anterior y rectificar de sal.

Servir la crema y colocar las almejas encima. Aliñar con un chorrito de aceite virgen para finalizar el plato.

Sugerencias

Realizar la crema también con alubias cocidas y sustituir las almejas por unos berberechos frescos o similar.

Si durante la cocción del sofrito se nos pega la cebolla o bien el tomate, podemos ir añadiendo un poco de agua para hidratarlo.

Ingredientes
- 400 g de judiones cocidos
- 1 litro de caldo de pescado
- 3 cebollas rojas
- 6 tomates maduros
- 3 dientes de ajo
- 1/2 vaso de aceite de oliva
- 20 almejas grandes
- aceite de oliva virgen
- sal

Dificultad: ★★

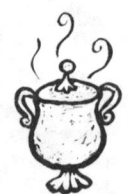

SOPAS PARA OCASIONES ESPECIALES

Crema de hongos (*ceps*) con langostinos

Tiempo de preparación: 50 minutos **Tiempo de cocción:** 1 hora 25 minutos

Pelar y cortar las cebollas en juliana. Limpiar, lavar y cortar el puerro en rodajas finas. Pelar la patata y trocearla pequeña. En una olla rehogar en una parte del aceite, y sin que tomen color, la cebolla y el puerro. Añadir los hongos limpios y troceados (reservar 4 hongos pequeños para la guarnición), rehogar 10 minutos y añadir la patata. Regar con el caldo y dejar cocer a fuego moderado durante 30 minutos. Triturar hasta obtener una crema fina y rectificar de sal. Reservar.

Pelar los dientes de ajo y colocarlos en un cazo cubiertos de aceite. Confitar a fuego muy lento hasta que estén tiernos. Pelar las chalotas y cortarlas en rodajas finas, pasarlas por harina y freír hasta que estén doradas y crujientes. Pelar los langostinos y con las cabezas y pieles elaborar un aceite de langostino (ver la receta de la sopa de apio con gambas y tomate). En una sartén con poco aceite, saltear los langostinos salpimentados y reservar en caliente. En la misma sartén dorar los hongos pequeños cortados por la mitad y los ajos confitados.

Colocar en el fondo del plato las colas de langostino, los hongos pequeños, los aros de chalota, los ajos y unas hojas de perifollo. Aliñar en forma de cordón con el aceite de langostino y servir la crema aparte en una jarra o tetera.

Ingredientes

- 300 g de hongos
- 3 cebollas
- 1 puerro
- 1 patata mediana
- 1 litro de caldo de ave
- 1 vaso de aceite de oliva
- 12 langostinos medianos
- 4 chalotas
- 12 dientes de ajo
- 1 ramillete de perifollo
- harina
- sal y pimienta

Dificultad: ★★★

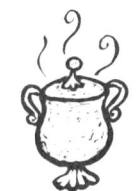

Crema de patata del buffet con caviar

Tiempo de preparación: 20 minutos **Tiempo de cocción:** 50 minutos

Pelar las patatas y hervirlas hasta que estén bien blandas. Escurrirlas y pasarlas por un pasapurés o un cedazo. Emulsionar el puré con la ayuda de una espátula, con el aceite virgen, las yemas y la leche. Rectificar de sal y pimienta.

Servir la crema en el plato y guarnecer con una cucharada de caviar por encima.

Sugerencias

La cantidad de caviar por ración, debido a su elevado precio, depende del bolsillo de cada uno. Podemos rebajarla o bien subirla, pero teniendo en cuenta que para el buen equilibrio del plato la proporción debe ser de 1 parte de caviar por 10 de ración, más o menos.

La patata a utilizar puede ser otro tipo que sea apto para hervir. En esta receta hemos utilizado la del buffet por ser muy cremosa y gustosa.

Ingredientes
- 1 kg de patata del buffet
- 1/2 litro de leche
- 3 yemas de huevo
- 1/4 de vaso de aceite de oliva virgen
- 100 g de caviar iraní
- sal y pimienta

Dificultad: ★

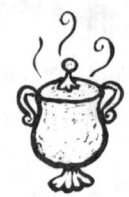

SOPAS PARA OCASIONES ESPECIALES

Crema de ajos tiernos con tripa de bacalao

Tiempo de preparación: 30 minutos (más desalado de las tripas)
Tiempo de cocción: 1 hora 20 minutos

Desalar las tripas de bacalao durante 48 horas en agua fría (o 18 si cambiamos el agua cada 3 horas). Una vez desaladas limpiarlas de su piel negruzca, ponerlas en una olla con agua fría justo que las cubra y llevarlas a ebullición. Cuando arranque el hervor, parar el fuego y dejarlas en el agua de cocción.

Limpiar los ajos tiernos y trocearlos. En un cazo con aceite rehogarlos sin que cojan color durante 20 minutos, añadir las patatas peladas y troceadas pequeñas y rehogar durante 5 minutos más. Añadir el caldo y 1/4 de litro del agua de cocción de las tripas. Dejar cocer durante 45 minutos y triturar. Colar si es necesario. Rectificar de sal.

Hervir los guisantes en su justa medida y añadirlos a la crema. Trocear las tripas en dados grandes y mezclar con la crema. En el último momento añadir el perejil picado fino.

Ingredientes
· 3 manojos de ajos tiernos
· 100 g de tripa de bacalao en salmorra
· 1 litro de caldo de pescado
· 3 patatas medianas
· 1 ramillete de perejil
· 150 g de guisantes
· 1/4 de vaso de aceite de oliva
· sal

Dificultad: ★★

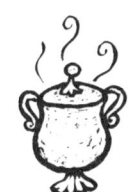

Sugerencias

Debido a la textura gelatinosa de las tripas, puede que sean de difícil aceptación por parte de algunos comensales. Por lo que podemos optar por guarnecer la crema con unas láminas de bacalao desalado crudo.

Crema de coliflor con zamburiñas

Tiempo de preparación: 50 minutos   **Tiempo de cocción:** 55 minutos

Cortar la coliflor en ramilletes y hervirla en leche hasta que esté bien tierna. Triturarla hasta conseguir una crema fina y emulsionarla con el aceite virgen. Poner a punto de sal y pimienta.

Limpiar las zamburiñas y quedarse sólo con la nuez. Rallar con la ayuda de un rallador manual la miga de pan de molde. Salpimentar las zamburiñas y empanarlas: pasar por harina, huevo y la miga de pan rallada.

En un cazo elaborar un caramelo con el azúcar y regarlo con el vino tinto. Dejar reducir la elaboración hasta que tenga una textura suntuosa de caramelo líquido. Pelar y cortar los ajos en láminas finas. En una sartén con aceite no demasiado caliente, freírlas hasta que adquieran un leve color tostado y queden crujientes. Seguidamente escurrirlas.

Fundir la mantequilla en la sartén y dorar las zamburiñas por todos los lados durante 2 minutos a fuego moderado. Servir la crema y colocar encima las zamburiñas rebozadas, los *chips* de ajo y aliñar con un cordón de reducción de vino tinto.

Ingredientes
- 1 coliflor mediana
- 1 litro y 1/2 de leche
- 1/4 de vaso de aceite virgen
- 24 zamburiñas
- 8 rebanadas de pan de molde
- 1 huevo
- harina para rebozar
- 100 g de mantequilla
- 1/2 litro de vino tinto
- 100 g de azúcar
- 3 dientes de ajo
- sal y pimienta

Dificultad: ★★

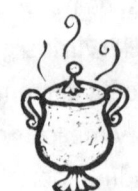

Sugerencias

Sustituir las zamburiñas por vieiras o bien por tacos de rape o algún pescado que nos guste.

Las zamburiñas pueden comprarse congeladas y limpias, lo cual resulta más económico y práctico.

Crema de senderuelas y mejillones

Tiempo de preparación: 40 minutos   **Tiempo de cocción:** 60 minutos

Lavar los mejillones y retirar sus barbas. Colocarlos en una olla con tapa y un dedo de agua y cocerlos al vapor justo el tiempo para que empiecen a abrirse. Retirarlos del agua, colar y reservar. Sacar los mejillones de su concha. Guardar 16 unidades para guarnecer.

En una cazuela con aceite sofreír los ajos en láminas, a continuación añadir la cebolla cortada en juliana y rehogar sin que tome color durante 30 minutos. Añadir las senderuelas limpias (reservar algunas para guarnecer) y rehogarlas 10 minutos. Agregar el agua de cocción de los mejillones y el caldo de pescado. Dejar cocer 10 minutos a fuego lento y añadir la nata líquida y la carne de los mejillones que no son para guarnecer. Cocer 5 minutos y triturar. Colar y rectificar de sal.

Saltear en una sartén las senderuelas sin el pie que hemos reservado. Servir la crema y colocar en medio un montoncito con los mejillones y las senderuelas.

Ingredientes
- 1 kg y 1/2 de mejillones
- 350 g de senderuelas frescas
- 3 cebollas
- 1/4 de litro de caldo de pescado
- 1/4 de vaso de aceite de oliva
- 1 diente de ajo
- 1/2 vaso de nata líquida
- sal

Dificultad: **

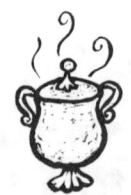

Sugerencias

Las senderuelas son setas de primavera, por lo que podemos cambiar el tipo de seta según la estación del año.

En otoño crecen multitud de setas aromáticas

Sopas para ocasiones especiales

que pueden adaptarse a esta receta, como los rebozuelos, las trompetas, etcétera.

Conviene vigilar el punto de sal del agua de cocción de los mejillones, ya que ésta suele ser siempre de sabor muy pronunciado.

Sopa de dátiles de mar al azafrán

Tiempo de preparación: 40 minutos **Tiempo de cocción:** 1 hora 30 minutos

Realizar un sofrito: dorar los ajos en láminas, agregar la cebolla picada y cocer a fuego lento durante 30 minutos hasta que quede bien confitada. Escaldar los tomates, pelarlos y retirar las semillas, cortarlos en dados y añadirlos al sofrito. Cocer 30 minutos más.

Regar el sofrito con el caldo de pescado y dejar cocer 20 minutos. Majar en un mortero las hebras de azafrán, previamente secadas en el horno suave durante unos segundos, con las almendras y el pan tostado, y añadirlas a la sopa. Pasar la elaboración por el túrmix y colar.

Cortar el apio en dados y hervirlo en leche hasta que esté bien tierno. Triturarlo hasta conseguir una crema fina y emulsionarla con el aceite virgen. Poner a punto de sal y pimienta.

En un cazo con 2 dedos de agua hirviendo, ir sumergiendo los dátiles de mar durante unos segundos hasta que se abran, retirarlos y separarlos de su concha. Añadir el agua de esta cocción a la sopa anterior y rectificar de sal.

Colocar en el centro del plato el puré de apio con los dátiles encima y servir la sopa alrededor.

Ingredientes
- 1 litro de caldo de pescado
- 24 dátiles de mar
- 30 hebras de azafrán
- 20 g de almendras tostadas
- 2 rebanadas de pan tostado
- 3 cebollas rojas
- 6 tomates maduros
- 300 g de raíz de apio
- 1 litro de leche
- 1/4 de vaso de aceite de oliva
- sal

Dificultad: ★★

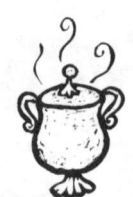

Sopa de chipirones en su tinta

Tiempo de preparación: 40 minutos **Tiempo de cocción:** 1 hora 30 minutos

Hacer un sofrito con el ajo picado, la guindilla y la cebolla en juliana hasta que esté bien confitado. Agregar la tinta de calamar. Limpiar los chipirones, salpimentarlos y agregarlos al sofrito, subir el fuego y rehogar durante 5 minutos. Retirarlos de la cazuela, retirar también la guindilla y añadir el caldo de pescado y marisco. Arrancar el hervor y bajar el fuego al mínimo. Dejarlo cocer durante 15 minutos.

Lavar el arroz salvaje y ponerlo a hervir en agua con sal, a fuego suave, durante 50 minutos. Escurrir y refrescar en agua fría.

Agregar de nuevo los chipirones a la sopa y el arroz cocido. Rectificar de sal y servir. Espolvorear con el perifollo picado.

Sugerencias
El arroz salvaje tiene una textura más dura que el arroz convencional, debido a que aquél va provisto de su cáscara. Podemos cambiar este arroz por otro que nos guste más, adecuando el tiempo de cocción según el tipo.

Ingredientes
- 350 g de chipirones
- 4 dientes de ajo
- 4 cebollas
- 1 guindilla
- 4 sobres de tinta de calamar
- 100 g de arroz salvaje
- 1 litro de caldo de marisco y pescado
- 1/2 vaso de aceite de oliva
- 1 ramillete de perifollo
- sal y pimienta

Dificultad: ★★

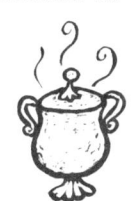

Crema de cigalas con rebozuelos

Tiempo de preparación: 40 minutos **Tiempo de cocción:** 40 minutos

Rehogar en una olla con poco aceite las cabezas y pieles de las cigalas a fuego vivo durante 2 o 3 minutos. Añadir las verduras cortadas en láminas finas, el anís estrellado y la pimienta (primero la chalota, el ajo y el puerro, y 3 minutos después el tomate, rehogándolo durante 3 minutos más). Añadir el vino blanco y dejar reducir en su totalidad. Incorporar el verde de puerro y los troncos de perejil cortados finos, dar un par de vueltas y añadir el agua y la nata líquida, bajar el fuego al mínimo y dejar cocer tapado de 15 a 20 minutos. Dejar reposar tapado durante 15 minutos más y colar. Rectificar de sal.

Limpiar y lavar los rebozuelos. En una sartén con poco aceite saltearlos a fuego vivo y salpimentarlos. Dorar también las colas de cigala 15 segundos por cada lado. Colocar las setas y las cigalas en el plato y aliñar con el aceite virgen. Servir la crema en sopera aparte.

Ingredientes
- 20 cigalas medianas
- 3/4 de litro de nata líquida
- 1/4 de litro de agua
- 100 g de chalota
- 50 g de puerro
- 2 dientes de ajo
- 3 tomates maduros
- 1/4 de vaso de aceite de oliva
- pimienta en grano
- 1/2 copa de vino blanco
- 1 flor de anís estrellado
- 1 hoja verde de puerro
- troncos de perejil
- 300 g de rebozuelos
- aceite virgen

Dificultad: ★★

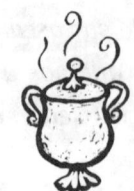

Crema de erizos de mar y huevas de salmón

Tiempo de preparación: 30 minutos **Tiempo de cocción:** 50 minutos

En un cazo colocar el caldo y la nata líquida, arrancarles el hervor y dejar cocer a fuego moderado durante 15 minutos. Retirar del fuego y añadir la carne de erizo pasada por un cedazo o un colador fino. Colar y rectificar de sal.

Pelar las patatas y hervirlas hasta que estén bien blandas. Escurrirlas y pasarlas por un pasapurés o un cedazo. Con la ayuda de una espátula, emulsionar el puré con el aceite virgen y las yemas. Rectificar de sal y pimienta.

Colocar el puré de patata en el centro del plato, servir la crema alrededor y añadir las huevas encima del puré.

Ingredientes
- 1 bote de 100 g de carne de erizo de mar
- 3/4 de litro de caldo de pescado
- 1/2 litro de nata líquida
- 350 g de patata
- 1/4 de vaso de aceite virgen
- 2 yemas de huevo
- 100 g de huevas de salmón
- sal y pimienta
- 1 ramillete de albahaca

Dificultad: ★★

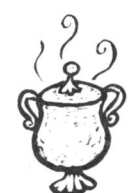

Sugerencias
Podemos utilizar también los erizos vivos, pero es más costoso y el resultado no lo justifica.

Sopa de malta con quinoa y mollejas de cordero

Tiempo de preparación: 30 minutos **Tiempo de cocción:** 60 minutos

Desangrar las mollejas en agua fría durante 24 horas. Ponerlas a cocer en un cazo con agua fría, pimienta en grano y laurel. Cuando arranque el hervor, apartarlas del fuego y dejarlas en su agua de cocción hasta que ésta se enfríe.

Escurrir las mollejas y prensarlas bien con las manos para eliminar el agua que han absorbido. Retirarles el pellejo que las recubre, salpimentarlas y en una sartén con mitad de aceite y de mantequilla dorarlas a fuego suave. Secar sobre papel absorbente y reservar.

En un cazo calentar la cerveza sin que llegue a hervir durante 10 minutos. Incorporarle el fondo de ternera, arrancar el hervor y sazonar. Lavar abundantemente la quinoa en agua fría y cocerla de 20 a 25 minutos en la sopa. Unos 5 minutos antes del final, añadir el calabacín cortado en pequeños dados.

Colocar las mollejas en el plato con el cebollino picado y servir la sopa en sopera.

Ingredientes
- 2 cervezas de malta
- 1/2 litro de fondo de ternera
- 250 g de mollejas de cordero
- 120 g de quinoa
- 1 calabacín mediano
- 1/4 de manojo de cebollino
- 1/4 de vaso de aceite de oliva
- 30 g de mantequilla
- pimienta en grano
- laurel
- sal

Dificultad: ✶✶

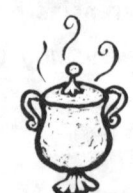

Sugerencias

Sustituir la quinoa por arroz u otro cereal que nos guste.

SOPAS PARA OCASIONES ESPECIALES

Consomé de pato con peras

Tiempo de preparación: 60 minutos (más 2 o 3 horas de curación del pato)
Tiempo de cocción: 3 horas 20 minutos

Pelar las peras y retirarles el corazón. Ponerlas a cocer en un almíbar hecho con el azúcar, la canela y un vaso de agua, hasta que estén bien blandas. Cubrir de sal gruesa los muslos de pato durante 2 o 3 horas. Retirarles la sal, lavarlos y secarlos. Colocarlos en una olla y cubrirlos con la grasa de pato fundida. Añadir la pimienta en grano y el laurel y dejar cocer a fuego muy lento durante 3 horas para que se confiten.

Retirar la piel de los muslos y deshuesarlos. Desmigar la carne. Con la ayuda de 4 moldes circulares de 5 cm de diámetro hacer un milhojas con la pera, la carne del pato y el almíbar de la siguiente manera: cortar las peras en láminas de 2 mm de grosor; reducir el almíbar hasta que tome un color ligeramente tostado. Ir intercalando capas de pera, almíbar reducido y pato hasta llenar el molde, cubriéndolo con pera al final. Espolvorear la última capa de pera con azúcar e introducir los moldes en el horno a 180º C hasta que el azúcar caramelice.

Desmoldar y colocar el milhojas en el centro del plato y servir el consomé alrededor.

Ingredientes
· 1 litro de fondo infusionado de pato clarificado
· 3 peras conferencia
· 200 g de azúcar
· 2 muslos de pato
· 1/2 kg de grasa de pato
· pimienta en grano
· laurel
· sal gruesa
· 1/4 de rama de canela
· sal y pimienta

Dificultad: ★★★

Crema de perdiz con coles de Bruselas

Tiempo de preparación: 20 minutos **Tiempo de cocción:** 5 minutos

Vaciar las perdices de sus intestinos y quemar el resto de plumas. Deshuesarlas, retirando primero los muslos y después las pechugas. Con las carcasas realizar un fondo infusionado.

En una cazuela con aceite, dorar el tocino y retirarlo; en el mismo aceite hacer un sofrito de ajo y cebolla picados junto con un ramillete de las hierbas y la canela; añadir los muslos previamente dorados en una sartén y de nuevo el tocino, y regar con el anís y el vino rancio. Dejar reducir hasta la evaporación de éstos y añadir el caldo de pollo, bajar el fuego y dejar estofar hasta que los muslos estén tiernos.

Hervir ligeramente las coles de Bruselas y partirlas por la mitad. Añadirlas al guiso de los muslos los últimos 20 minutos. Recuperar los muslos, retirar la piel y los huesos y desmenuzar la carne. Llevar el caldo de la cocción con el sofrito a ebullición y dejar reducir hasta que nos quede el sofrito sin caldo y meloso.

Con un molde circular montar un timbal de la siguiente manera: cubrir los laterales del molde con una corona de coles de Bruselas, con la parte cortada pegada al molde. Rellenar el hueco con el sofrito, la panceta y la carne de los muslos. Cubrir por encima con las pechugas, que habremos dorado

Ingredientes
- 2 perdices
- 250 g de coles de Bruselas
- 1 litro de fondo infusionado de perdiz (hecho con las carcasas de las perdices)
- 1/2 litro de caldo de pollo
- 200 g de tocino entreverado
- 1 cebolla
- 1 diente de ajo
- laurel, tomillo, orégano y canela en rama
- 1/4 de vaso de anís seco
- 1/4 de vaso de vino rancio
- sal y pimienta
- aceite de oliva

Dificultad: ***

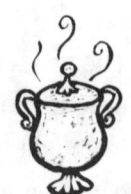

2 minutos por cada lado, cortadas en láminas finas. Calentar el fondo de perdiz y rectificar de sal. Colocar el timbal en medio del plato y servir la sopa alrededor.

Crema de pularda trufada

Tiempo de preparación: 20 minutos **Tiempo de cocción:** 2 horas 30 minutos

Limpiar bien la pularda de sus intestinos. Colocarla en la olla junto con las verduras cortadas en trozos, llenar con el agua y arrancar el hervor a fuego medio. Espumar y bajar al mínimo; mantener en esa posición hasta el final de la cocción, que se prolongará por espacio de 2 horas y 1/2. Al cabo de 2 horas de cocción, añadir la nata líquida y sazonar. Pasado el tiempo de cocción, recuperar la pularda y colar la crema resultante. Aromatizar con el jugo de trufas y rectificar de sal.

Deshuesar la carne de la pularda y cortarla en dados. Servir la crema y añadir al plato los dados de pularda y la trufa laminada muy fina.

Ingredientes
- 1 pularda pequeña
- 1 cebolla
- 1 puerro
- 4 dientes de ajo
- 2 zanahorias
- 1 ramita de apio
- 3 litros y 1/2 de agua
- 60 g de trufa fresca (*Tuber Melanospurum*)
- 1/4 de vaso de jugo de trufa en conserva
- 1/3 de litro de nata líquida

Dificultad: ★★

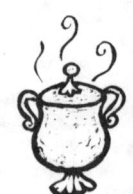

Sugerencias
Podemos realizar esta crema con pollo u otra ave.

La cantidad de carne resultante de la pularda es excesiva para guarnecer 4 sopas, por lo que podemos guardar una parte para utilizarla en otras aplicaciones como en una ensalada, para hacer croquetas, etcétera.

Sopas y cremas para postres

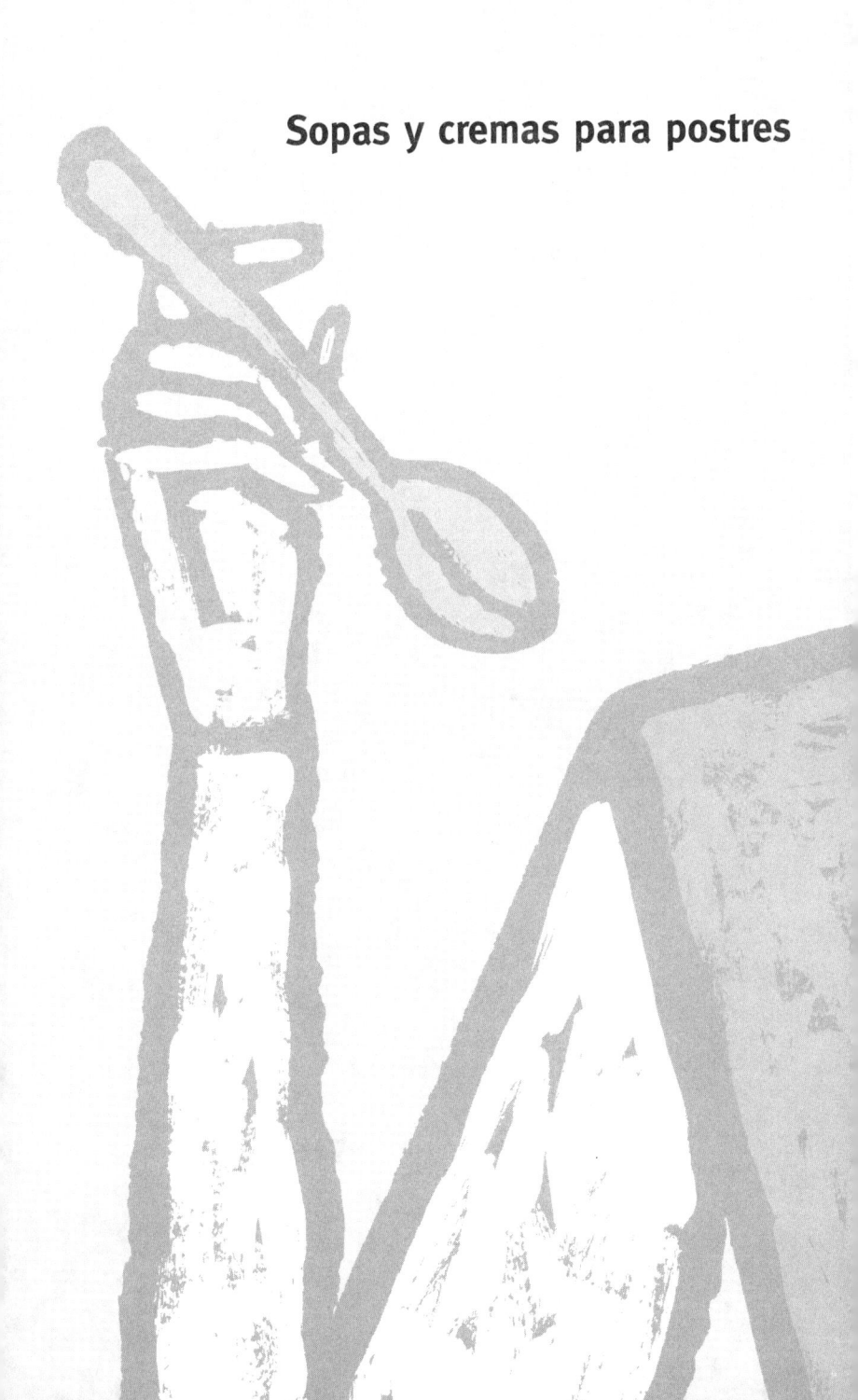

Normalmente relacionamos el postre con productos de pastelería, bollería, helados y frutas, pero existe una enorme cantidad de postres que, en parte o en su totalidad, deberían clasificarse como sopas y cremas. Quizás el mundo de las cremas dulces sea más conocido, y merecería un libro por sí sólo, mientras que el de las sopas dulces está en período de crecimiento y desarrollo.

Impulsado gracias al trabajo de los cocineros-pasteleros o viceversa, que aplican técnicas de cocina en la elaboración de postres de restaurante, la frontera entre el dulce y el salado, tanto en su técnica como en su presentación y resultado final, se va diluyendo poco a poco y nos encontramos con postres confeccionados con verduras, aromatizados con especias relacionadas habitualmente con platos salados, postres calientes que juegan con las texturas líquidas y sólidas, y un largo etcétera de similitudes con la cocina salada. Y entre todas ellas está la de las sopas, guarnecidas habitualmente con productos sólidos más identificables con los postres, que dan ligereza y suntuosidad a fórmulas ya existentes, por el grado de humedad que les aportan.

Es un complemento más al mundo del dulce, ya de por sí admirado y deseado, el que aquí pueden encontrar; así pues, aquí tienen algunos ejemplos. Y de postre ¡¡¡SOPA!!!

Sopas y cremas para postres

Sopa de frutas exóticas

Tiempo de preparación: 40 minutos **Tiempo de cocción:** 30 minutos

Poner un cazo con 2 vasos de agua a hervir, con la vaina de vainilla abierta por la mitad, el clavo y la pimienta rosa. Cuando arranque el hervor, añadir la bolsa de té y la piel de la naranja (sin la parte blanca) en juliana muy fina. Dejar infusionar fuera del fuego y tapado durante 30 minutos. Colar, mezclar el zumo de naranja y endulzarlo al gusto. Refrigerar.

Pelar y cortar en dados la papaya, el mango y el kiwi. Partir la fruta de la pasión y vaciarla con una cucharilla. Desgranar la grosella roja y pelar y deshuesar los lichis. Añadir estas frutas a la infusión y servir.

Ingredientes
· 1 vaso de zumo de naranja natural
· 1 naranja
· 1 sobre de té
· 1 clavo de olor
· 1/2 vaina de vainilla
· 1/2 mango
· 1/2 papaya
· 2 frutas de la pasión
· 1 kiwi
· 50 g de grosella roja
· 8 lichis
· pimienta rosa
· azúcar al gusto

Dificultad: ★

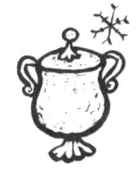

Sugerencias

El tipo de frutas a utilizar puede ser tan variado como gustos tengan los comensales. Si no encuentran alguna de estas frutas utilicen otras, como el melocotón, la piña, el plátano, las frambuesas, etcétera.

Si no encuentran vainilla fresca, utilicen vainillina azucarada que encontrarán en la sección de especias de cualquier supermercado. Debe ponerse muy poca, alrededor de 1 gramo por litro.

Sopa helada de limón con frutos del bosque

Tiempo de preparación: 2 horas 15 minutos **Tiempo de cocción:** 5 minutos

Extraer el zumo de los limones (pelar antes 1 de los limones con la ayuda de un pelador de legumbres). En un cazo elaborar un almíbar con el agua y el azúcar, llevándolo a ebullición y sin removerlo. Añadir al almíbar templado las hojas de albahaca (reservar 4 hojas grandes) durante 15 minutos y retirarlas. Mezclar el almíbar con el zumo de limón y la tequila y refrigerar en el congelador durante 2 o 3 horas, removiéndolo cada 30 minutos, con el fin de obtener un granizado.

Picar fina la piel del limón y escaldarla 3 veces en agua hirviendo. Servir el granizado en un cuenco y añadirle los frutos rojos y la piel de limón por encima. Espolvorear con juliana de hojas de albahaca frescas.

Ingredientes
- 4 limones
- 125 g de azúcar de caña
- 1/2 litro de agua
- 1 ramillete de albahaca
- 50 g de grosella roja
- 50 g de fresitas salvajes
- 50 g de moras
- 50 g de frambuesas
- 1/2 taza pequeña de tequila

Dificultad: ★★

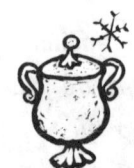

Sugerencias

Podemos eliminar la tequila si su sabor nos desagrada y aromatizarlo con algún otro licor más de nuestro agrado como el kirsch, *licores de fruta, anís, etcétera. O bien sin nada de alcohol.*

El tiempo de congelación del granizado dependerá de la potencia del congelador del que disponemos.

Sopas y cremas para postres

Sopa de frutos rojos con helado de almendra

Tiempo de preparación: 40 minutos (más 12 horas de maceración) **Tiempo de cocción:** 6 minutos

Limpiar los fresones y cortarlos en trozos, colocarlos en un cuenco con la frambuesa, el vinagre, el agua y el azúcar. Dejar macerar durante 12 horas. Triturar y colar.

Para el bizcocho mezclar la almendra molida con 100 g de azúcar y la harina, añadir poco a poco los 3 huevos y batir para emulsionarlo. Una vez emulsionado añadir la mantequilla fundida pero no caliente. A continuación montar las claras con el resto del azúcar y mezclarlo con cuidado con el batido anterior. En un molde previamente untado con mantequilla y espolvoreado con harina, colocar el batido con un grosor de 2 dedos. Cocer al horno precalentado a 220° C durante 6 minutos. Dejar enfriar y desmoldar. Cortar 4 rectángulos de bizcocho.

Disponer en un plato hondo el bizcocho y servir la sopa alrededor. Colocar una bola de helado sobre el bizcocho y espolvorear con la almendra laminada tostada.

Sugerencias

La maceración con el vinagre de Módena nos aporta un toque agridulce al postre. Si acaso no fuese de su agrado puede prescindir de él y aumentar ligeramente la cantidad de agua de la maceración.

Ingredientes
· 100 g de frambuesas
· 100 g de moras
· 300 g de fresones
· 50 g de azúcar
· 1/2 taza de vinagre de Módena
· 250 g de helado de almendra
· 50 g de almendra laminada tostada
· 1/2 vaso de agua

Para el bizcocho genovés:
· 30 g de harina
· 100 g de almendra molida
· 130 g de azúcar
· 3 huevos pequeños
· 20 g de mantequilla
· 3 claras de huevo

Dificultad: ★★★

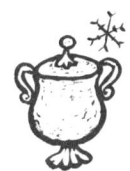

Sopa de cerezas con nata al marrasquino

Tiempo de preparación: 60 minutos **Tiempo de cocción:** 35 minutos

Deshuesar las cerezas y ponerlas a cocer en un almíbar hecho con el agua y el azúcar, durante 30 minutos. Triturarlas y colar si es necesario.

Montar la nata y, al final, mezclarle el marrasquino (si disponemos de la nata ya montada proceder al mezclado directamente). Picar finas las *griottines* y mezclarlas con la nata.

Para hacer las galletas, mezclar la mantequilla a punto de pomada con el cacao y el azúcar lustre; luego con las claras pero sin echarlas todas de golpe y, por último, con la harina. Extender rectángulos de 1 mm de grosor por 12 × 6 cm de lado sobre una placa de horno antiadherente o bien sobre una lámina de papel sulfurizado. Cocer a 210° C hasta que tome color y, una vez salida del horno, antes de que se enfríe, darle forma de cilindro.

Colocar la galleta en el centro del plato y rellenarla con la nata montada. Servir la sopa alrededor.

Ingredientes
- 1/2 kg de cerezas
- 1/3 de litro de nata líquida o 1/2 kg de nata montada sin azúcar
- 1 copa de marrasquino
- 100 g de azúcar
- 12 *griottines* (cerezas con licor)
- 1/4 de litro de agua

Para la galleta:
- 25 g de mantequilla
- 1/2 clara de huevo
- 20 g de harina
- 25 g de azúcar lustre
- 5 g de cacao en polvo

Dificultad: ★★

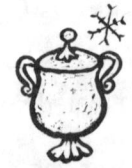

Sugerencias

El papel sulfurizado lo podemos encontrar en las papelerías o bien pedir un trozo en una pastelería.

El marrasquino es un licor de cerezas. Podemos aromatizar la nata con algún otro licor que nos guste más.

Sopa gelatinada de té con menta y albaricoques

Tiempo de preparación: 30 minutos **Tiempo de cocción:** 10 minutos

Colocar el té, el azúcar moreno, el cardamomo y la menta en un cuenco y cubrirlo con el agua hirviendo. Dejar infusionar 8 minutos y colar. Remojar la gelatina en agua fría durante 3 minutos y escurrirla. Añadirla a la infusión caliente y fundirla. Mezclar el zumo de lima. Reservar en la nevera.

Partir los albaricoques por la mitad y retirar el hueso. En una sartén a fuego lento fundir a punto de caramelo el azúcar, añadir la mantequilla y derretirla sin dejar de remover, agregar los albaricoques, dejarlos caramelizar a fuego lento durante 5 minutos, condimentarlos con nuez moscada molida y escurrirlos.

Colocarlos en el centro del plato y servir la sopa gelatinada alrededor.

Ingredientes
- 4 cucharadas de hojas de té a la menta
- 1 cucharadita de cardamomo en vaina
- 1 ramillete de menta fresca
- 100 g de azúcar moreno
- 2 vasos y 1/2 de agua
- 1/2 vaso de zumo de lima
- 3 hojas de gelatina
- 8 albaricoques
- 50 g de azúcar
- 30 g de mantequilla
- nuez moscada

Dificultad: ★★

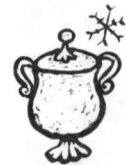

Sugerencias

El cardamomo podemos encontrarlo en tiendas de especias.

Vigilar al añadir la mantequilla al caramelo ya que se puede quemar con rapidez.

Sopa de mandarina al jengibre con *mousse* de chocolate blanco

Trocear el chocolate y colocarlo en un cuenco, escaldarlo con la leche hirviendo junto con el coñac. En caliente, fundir dentro la gelatina previamente remojada en agua fría durante 3 minutos. Montar la clara con el azúcar y añadirla al chocolate una vez esté el preparado a temperatura ambiente, mezclando con cuidado. Repetir la operación con la nata. Colocar la mezcla en unos cilindros hechos con papel sulfurizado y refrigerar hasta que tome cuerpo.

Para la sopa, remojar la gelatina en agua fría durante 3 minutos y luego fundirla en 1/4 de litro de agua caliente, condimentando el agua con el jengibre molido. Tener el zumo de mandarina bien frío y cuando la gelatina de jengibre esté templada, añadirla a fino chorro en el zumo mientras mezclamos con un batidor manual, de manera que la gelatina solidifique en pequeñas bolitas dentro del zumo.

Colocar el molde de *mousse* en el plato y retirar el papel. Servir la sopa alrededor y guarnecer con algún gajo de mandarina pelado.

Ingredientes
Para la mousse*:*
- 50 g de leche
- 1/4 de copa de coñac
- 2 hojas de gelatina
- 120 g de chocolate blanco
- 1 clara de huevo
- 5 g de azúcar
- 180 g de nata semimontada

Para la sopa:
- 1 litro de zumo de mandarina
- 1/2 vaso de agua
- 2 pizcas de jengibre molido
- 1/2 hoja de gelatina

Dificultad: ★★

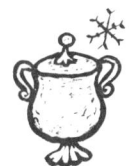

Sopa de mosto con merengue y uvas

Tiempo de preparación: 30 minutos **Tiempo de cocción:** 3 horas 15 minutos

Montar las claras a punto de nieve añadiendo el azúcar poco a poco. Colocarlo en una manga pastelera y formar montecitos del tamaño de una lionesa sobre una bandeja de horno. Espolvorearlos de azúcar lustre y cocerlos en el horno a 80° C durante 3 horas, hasta que estén secos.

Llevar el mosto a ebullición y ligarlo con la maizena previamente diluida en agua fría. Dejar cocer 5 minutos hasta que adquiera una textura semilíquida. Pelar las uvas, retirarles las semillas y cortarlas en cuartos. Cortar los fresones y el kiwi en dados pequeños. Mezclar las frutas con la sopa ya fría y servirla en un plato. Colocar los merengues encima de la sopa.

Ingredientes
Para el merengue:
- 100 g de claras de huevo
- 100 g de azúcar
- azúcar lustre

Para la sopa:
- 1/2 litro de mosto
- 15 g de maizena
- 200 g de uvas
- 4 fresones
- 1 kiwi

Dificultad: ★★★

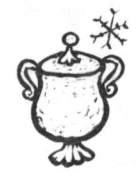

Sugerencias
El merengue debe cocer muy lentamente para que quede totalmente seco. Si disponemos de menos tiempo podemos hacer las lionesas de merengue más pequeñas o bien dejarlas un tanto blandas en su interior.

Crema de arroz a la naranja

Tiempo de preparación: 20 minutos **Tiempo de cocción:** 20 minutos

Triturar el arroz en crudo con la ayuda de una picadora. Disolver esta pasta en 1/4 de vaso de leche fría. Poner a hervir la leche restante con el azúcar y la piel de naranja. Al primer hervor echar la pasta de arroz y cocer durante 15 minutos sin dejar de remover. Incorporar entonces las yemas de los huevos disueltas en un poco de leche fría y, una vez fuera del fuego, añadir el licor de naranja. Dejar enfriar y mezclar con las claras a punto de nieve muy firme, con movimientos envolventes para que la mezcla quede esponjosa.

Colocar la crema de arroz en copas y refrigerarla hasta el momento de servir.

Ingredientes
- 75 g de arroz
- 3 huevos
- 100 g de azúcar
- 1 naranja
- 1 taza pequeña de licor de naranja
- 3/4 de litro de leche

Dificultad: ★★

Sugerencias
Podemos utilizar la piel de naranja para guarnecer la crema. Una vez retirada de la leche, sacar la parte blanca de la piel y cortarla en juliana. Cocerla en almíbar y espolvorearla por encima de la crema.

Crema de manzana con canela

Tiempo de preparación: 20 minutos **Tiempo de cocción:** 1 hora 35 minutos

Pelar todas las manzanas menos 2 y cortarlas en trozos, extrayendo antes el corazón. Colocarlas en un cazo con la sidra, 200 g de azúcar y la canela. Dejar cocer durante 1 hora a fuego muy lento hasta que la manzana esté bien blanda. Retirar la canela y triturar. Añadir la nata líquida y reservar.

Con las dos manzanas restantes hacer unos crujientes de la siguiente manera: cortar las manzanas en finas lonchas de 2 mm con la ayuda de una máquina cortadora de embutidos. Disponerlas sobre papel sulfurizado en una bandeja de horno y pintarlas con un almíbar hecho con el resto del azúcar y la misma cantidad de agua (dejar que sólo arranque el hervor). Colocar en el horno a 60º C hasta que estén crujientes, dándoles la vuelta de vez en cuando.

Reducir el moscatel hasta obtener una textura de caramelo líquido y reservar a temperatura ambiente.

Servir la crema de manzana en un plato y clavar los crujientes. Espolvorear con las avellanas peladas y troceadas y regar con un hilo de reducción de moscatel.

Ingredientes
- 1 kg de manzanas reineta
- 1 rama de canela
- 250 g de azúcar
- 1 vaso de nata líquida
- 1 vaso de sidra
- 50 g de avellanas tostadas
- 2 vasos de moscatel

Dificultad: **

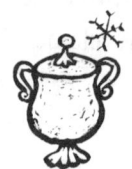

Sopa de chocolate caliente con helado de tomillo

Tiempo de preparación: 20 minutos **Tiempo de cocción:** 1 hora 35 minutos

Trocear el chocolate y colocarlo en un cuenco junto con el cacao. Llevar la nata y la leche a ebullición y verterlas sobre el chocolate y el cacao, diluir hasta que quede bien fina y conservar caliente al baño María.

Para el helado hervir la leche con las ramas de tomillo y dejar infusionar fuera del fuego durante 1 hora. Colar la leche y llevarla de nuevo a ebullición. En un cuenco tener las yemas mezcladas con el azúcar y escaldarlas con la leche hirviendo. Remover bien y colar. Pasar la mezcla por la heladora hasta que esté bien cremosa (si no disponemos de heladora, podemos utilizar el congelador, depositando la mezcla en su interior durante 4 horas y removiendo enérgicamente cada 30 minutos).

Servir la sopa caliente y colocar la bola de helado encima. Servir inmediatamente.

Ingredientes
Para la sopa:
· 250 g de nata líquida
· 300 g de leche
· 260 g de chocolate negro
· 15 g de cacao en polvo

Para el helado:
· 1/2 litro de leche
· 4 yemas de huevo
· 75 g de azúcar
· 3 ramas de tomillo fresco

Dificultad: ★★

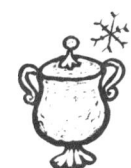